UEBERREUTER

TALK ABOUT

SYLVIA SCHNEIDER IST STUDIERTE ERNÄHRUNGS- U
KOMMUNIKATIONSWISSENSCHAFTLERIN UND WAR L
TENDE REDAKTEURIN DES RESSORTS WISSENSCHA
UND MEDIZIN BEI GROSSEN HAMBURGER MEDIEN.
LEBT HEUTE IN ECKERNFÖRDE UND IST SEHR ERFOL
REICH ALS KINDER- UND JUGENDSACHBUCHAUTO
TÄTIG. AUSSERDEM IST SIE CHEFREDAKTEURIN DER ZE
SCHRIFTEN »GESUNDHEIT FÜR FRAUEN« UND »GESU
ESSEN & GENIESSEN«.

ICH MAG MICH

ENTDECKE DEINE SCHÖNHEIT

Sylvia Schneider

UEBERREUTER

INHALT

1 : CLEAR SKIN

So wird deine Haut schön und sexy

2 : LUCKY LIPS & MAGIC EYES

Tolle Schminktipps

EXY 2. LUCKY LIPS & MAGIC
3ODY TOUCH – ALLES, WAS
FOOD– SCHÖNER MIT DEM
WAS SCHÖN IST 1. CLEAR
NY HAIR – DIE ULTIMATIVEN
T 5. RUN FUN – DIE BESTEN
- TAUSENDUNDEIN TOLLER
UND SEXY 2. LUCKY LIPS &
AR 4. BODY TOUCH – ALLES,
AUTY FOOD– SCHÖNER MIT
ST, WAS SCHÖN IST 1. CLE-
SHINY HAIR – DIE ULTIMA-
Y MACHT 5. RUN FUN – DIE
FRESH – TAUSENDUNDEIN

3 : SHINY HAIR

Die ultimativen Tricks und Tipps für tolles Haar

4 : BODY TOUCH

Alles, was deinen Körper
fit und sexy macht

5 : RUN FUN

Die besten Sportarten
für deinen Typ

6 : BEAUTY FOOD

Schöner mit dem richtigen Essen

7: FEEL FRESH

Tausendundein toller Duft

EINLEITUNG

> Du selbst bestimmst, was schön ist

WIR ALLE MÖCHTEN möglichst attraktiv und toll gestylt sein, damit wir uns wohl fühlen. Natürlich wollen wir auch bei anderen Menschen die Aufmerksamkeit erringen, von der wir träumen. Gutes Aussehen und eine tolle Ausstrahlung lösen – so glauben wir – automatisch eine positive Reaktion bei anderen Menschen aus. Jedes Mädchen hat dabei seine eigenen Vorstellungen davon, was sie schick findet. Sicher hast du auch ganz konkrete Bilder im Kopf, wie du aussehen möchtest und wie du dich selbst siehst. Und das sollte sich möglichst nah an deiner Persönlichkeit orientieren. Denn nur das Bild, das wirklich zu dir ganz allein passt, kann sich auch in voller Schönheit entfalten.

Es gibt so viele unterschiedliche Typen von Menschen. Jeder ist auf seine Weise schön. Jedes Mädchen ist anders als alle anderen, mit einem einzigartigen Körperbau, einer ganz einzigartigen Schönheit und mit einzigartigen Fähigkeiten. Da lohnt es sich gar nicht, wirklichkeitsfremden Idealen nachzueifern. Dieses Wissen sollte dich stets begleiten.

Denn wenn etwa alle Mädchen deines Alters – egal welche Voraussetzungen sie mitbringen – plötzlich aussehen wollen wie eine der bekannten Popsängerinnen, dann ist das ein von außen aufgesetztes Styling. So etwas ist wahrscheinlich von den meisten nur mit größter Quälerei zu erreichen und steht den wenigsten wirklich.

Viele Mädchen stehen mit ihrem Aussehen auf Kriegsfuß, weil sie sich an den falschen Vorbildern orientieren, die gar nicht zu ihrem eigenen Typ passen. Sie listen immer wieder die Seiten an sich auf, die sie nicht schön finden, und übersehen dabei nur allzu oft ihre positiven Seiten und Leistungen. Daraus entwickeln sie einen Mangel an Selbstvertrauen und bilden sich auch noch ein, sie seien selbst daran schuld. Das stimmt jedoch nicht. Super gestyltes Aussehen – das Schönheitsideal, wie man es nennt – ist in unserer Gesellschaft und unseren Medien zu einem Zwang geworden, der gar nichts mehr mit unserem wirklichen Selbst und unserer Persönlichkeit zu tun hat. Wem es nicht gelingt, sich selbst zu mögen, der kann sich zurechtmachen, wie er will, es kommt am Ende niemals die gewünschte Ausstrahlung dabei heraus.

Jedes Mädchen hat das gewisse Etwas, sie muss es nur finden: *Was habe ich, was alle anderen nicht haben? Was kann ich, was andere nicht können? Was will ich im Leben erreichen, was alle anderen nicht wollen?* Das ist das Kapital, mit dem du punkten kannst, das dem Selbstbewusstsein und der Ausstrahlung Auftrieb gibt. Schönheitsideale, die sind wirklich oberflächlich, weil sie so gar nichts mit deinem Leben zu tun haben – außer dass sie dich vielleicht unter Druck setzen. Solche Klischees sind mächtig, weil wir dazu neigen, sie für die Wahrheit zu halten. Ihnen nachzueifern bringt Frust und Verzweiflung. Ausstrahlung entwickelt sich nur, wenn du dich so toll findest, wie du bist. Du selbst bestimmst, was schön ist. So einfach ist das. Aber auch so schwierig. Dieses Buch will dir helfen, deiner ganz persönlichen Ausstrahlung Ausdruck zu verleihen.

TALK ABOUT

1. CLEAR SKIN

1. CLEAR SKIN

> So wird deine Haut schön und sexy

UNSERE HAUT IST SO ETWAS wie unsere Visitenkarte. Denn sie ist ja das Erste, was anderen Menschen von uns ins Auge fällt. Gepflegte Haut ist eine Grundvoraussetzung für eine schöne Ausstrahlung – egal welche Webfehler wir sonst zu haben glauben und ob wir uns schminken oder es lieber pur mögen. Schöne Haut ist ein Zeichen für Lebendigkeit, Gesundheit und Jugend.

Unsere Haut ist aber auch ein außerordentliches Sensibelchen und eine Art offenes Buch, denn wir können an ihr ziemlich viel ablesen. Schöne glatte Haut signalisiert, dass es uns gut geht. Ist sie fahl und unrein, zeigt sie, dass wir uns in unserer Haut nicht wohl fühlen und vielleicht die eine oder andere Sünde zu viel begehen. Wind, Sonne, Hitze, Rauchen, Drogen, Alkohol und Stress – das alles nimmt unsere Haut uns sehr schnell übel. Wir können aber von außen und INNEN viel für unser bestes Stück tun.

SO FUNKTIONIERT DEINE HAUT

Deine Haut ist eine Fabrik, in der Tag und Nacht geschuftet wird und Überstunden geschoben werden. Sie besteht aus mehreren Etagen – den Hautschichten. Beginnen wir von oben: Die oberste Schicht – man glaubt es kaum – besteht aus toten Hautschüppchen. Das ist die *Hornschicht*. Die nächste Schicht wird *Epidermis* genannt. Sie bildet den Nachschub der Hautzellen, den sie unermüdlich »nach oben« schickt. Zwei Milliarden Zellen sind es täglich. Auf dieser »Beletage« sind auch die Melaninzellen angesiedelt, die für unseren hauteigenen Sonnenschutz sorgen. Die nächste Etage ist die *Lederhaut*. Auf ihr drängeln sich Sinneskörperchen, Schweiß- und Talgdrüsen. Viele feine elastische Fasern sorgen in diesem Stockwerk dafür, dass die Haut schön glatt aussieht. Macht die Lederhaut schlapp, bekommen wir Falten. Dann kommt die *Unterhaut*, sie ist die Versorgungsstation für die beiden oberen Etagen. Damit wir unsere Körpertemperatur halten können, gehört zu ihr noch eine Isolierschicht, das *Unterhautfettgewebe*. Es schützt unsere Organe und hält uns warm.

Die toten Hautzellen bilden wie ein Ziegeldach eine Schutzbedeckung, die unser Inneres vor dem Austrocknen oder vor Verletzungen bewahrt. Die oberste Lage löst sich einmal am Tag, sie ist es auch, die du beim Peeling abrubbelst. Die ganze Hornschicht wird alle vier Wochen erneuert. Du befindest dich also in ständiger Häutung.

Die Erneuerung unserer Haut findet im Wesentlichen nachts statt, wenn unser Körper die Wachstumshormone und das Hormon der Zirbeldrüse namens Melatonin ausschüttet. Das passiert insbesondere dann, wenn wir schlafen. Insofern ist es kein Gerücht, wenn es heißt, dass der Schönheitsschlaf vor 24 Uhr stattfindet, denn dann machen die körpereigenen Abfangjäger Razzia auf alle Hautfeinde. Wenn du dir etwas Gutes tun willst, geh also möglichst oft früh ins Bett und schlaf ausreichend. Auch Wirkstoffcremes können in dieser Zeit mehr für deine Haut tun als sonst.

Auf der Oberfläche unserer Haut haben wir einen schützenden Film, der aus den Ansammlungen der Hornschicht, den Talg- und Schweißdrüsen, gebildet wird. Das ist der so genannte Säureschutzmantel. Der heißt so, weil der pH-Wert, den du ja sicher aus dem Schulunterricht kennst, im leicht sauren Bereich liegt. Er schützt uns vor Einflüssen von außen – etwa vor Krankheitserregern oder Chemikalien. Dieser Schutzmantel erneuert sich ständig, kann aber auch von außen – etwa durch falsche Pflege oder aggressive Substanzen – beeinträchtigt werden. Die reinste Hölle für unsere Haut sind zu viele Sonnenstrahlen, Umweltgifte, Staub, Ozon und Nikotin. Sie belasten Zellen und Gefäße und rufen Hautschädiger – die freien Radikale – auf den Plan, die uns vorzeitig alt aussehen lassen.

Die Haut »atmet« über das Blut. Dabei rauschen kleine Sauerstoffteilchen huckepack auf den roten Blutkörperchen durch die Gefäße, gelangen immer tiefer in die Haut hinein und schlüpfen schließlich ins Gewebe. Eine gut durchblutete Haut sieht frisch und rosig aus. Angeregt wird dies durch morgendliche Wechselduschen, durch regelmäßiges Saunieren und viel, viel Bewegung.

WAS FÜR EIN HAUTTYP BIST DU?

Um die richtige Pflege für deine Haut zu finden, solltest du als Erstes feststellen, was für einen Hauttyp du hast. Jeder hat nämlich seine Stärken und Schwächen, auf die du gezielt eingehen kannst. Um deinen Hauttyp zu bestimmen, brauchst du etwas weißes Seidenpapier, das du eine Weile nach einer gründlichen Gesichtsreinigung auf deine Haut legst.

An etwaigen fettigen Spuren auf dem Papier erkennst du, wo deine Haut trocken oder eher fett ist. Zeigen sich gar keine Spuren, hast du wahrscheinlich eine sehr trockene Haut. Sind fettige Abdrücke von Nase, Kinn und Stirn zu erkennen, handelt es sich um eine Mischhaut. Glänzt das ganze Papier, ist es eine fettige Haut. Oft ist es trotzdem nicht ganz einfach, zu entscheiden, zu welchem Hauttyp man gehört, denn viele Mädchen haben auch eine strapazierte, sehr empfindliche Haut.

Die Hauttypen

> **MISCHHAUT:** Diesen Hauttyp haben viele. Bei ihnen ist die Haut um die Augen und an den Wangen eher trocken, dafür an Nase, Kinn und Stirn eher fettig.

> **FETTIGE HAUT:** Sie glänzt meist und hat einen eher fahlen Ton. Oft zeigen sich Unreinheiten – vor allem an Nase, Kinn und Stirn. Sie ist dafür aber unempfindlicher als die anderen Hauttypen und bekommt nicht so schnell Falten.

> **TROCKENE HAUT:** Sie ist meist matt und spannt schnell, nicht selten schuppt sie sich etwas. Da die Poren über sehr wenig Fett verfügen, hat die trockene Haut wenig Schutz gegen Kälte, Wind und Umwelteinflüsse. Sie fühlt sich deshalb schneller angegriffen und bildet auch eher Fältchen.

> EMPFINDLICHE HAUT: Sie reagiert schnell mit Rötungen und Reizungen, wenn sie irgendetwas stört. Das kann angeboren oder seelisch bedingt sein, passiert aber hin und wieder auch, wenn du die falsche Pflege verwendest oder zu viele Pröbchen ausprobierst. Manchmal steckt auch eine Allergie dahinter.

> JUNGE HAUT: Zu diesem Hauttyp gehören die meisten jungen Mädchen. Von den normalen Hautunreinheiten der Pubertät abgesehen bringt diese Haut keine Probleme mit sich.

DIE BESTE PFLEGE FÜR DEINE HAUT

Wenn du nun deinen Hauttyp kennst, kannst du dich dem entsprechend nach einer Pflegeserie umschauen. Sie muss nicht unbedingt teuer sein. Wofür du dich entscheidest, kannst du auch nach deinem Geldbeutel ausrichten. Fast alle Kosmetikfirmen bieten Linien für die junge Haut an. Vielleicht liegen dir aber auch eher Naturpräparate aus Reformhaus oder Apotheke. Das ist heute keine Frage der Qualität mehr, sondern eigentlich eher eine Glaubensfrage. Du kannst dich also frei austoben.

Am Anfang jeder Pflege steht die Reinigung. Sie sollte möglichst sanft sein, damit du die Haut nicht irritierst oder gar schädigst. Entscheide dich für eine sanfte Reinigungsmilch, ein Waschgel oder ein mildes Syndet. Unreine Haut braucht Reinigungssubstanzen, die gleichzeitig antibakteriell wirken. Auch trockene Haut braucht eine spezielle Waschcreme. Wenn du dein Gesicht sanft mit dem jeweiligen Reinigungsmittel abmassiert hast, solltest du es mit reichlichst lauwarmem Wasser abspülen. Danach mit einem sauberen Handtuch trocken tupfen. Nicht zerren, die frisch gewaschene Haut ist sehr empfindlich.

Danach gibst du etwas Gesichtswasser auf einen Wattepad und tupfst Gesicht, Hals und Dekolletee damit ab. Verwende auf jeden Fall alkoholfreies Gesichtswasser, denn Alkohol trocknet die Haut aus.

Eine Extra-Augencreme brauchst du in deinem Alter noch nicht. Da die Gegend um die Augen sehr empfindlich ist, solltest du diese Partie jedoch besonders sanft behandeln. Klopf deine Creme vorsichtig ein, nicht ziehen und zerren!

Dein Augen-Make-up solltest du sehr vorsichtig und gründlich entfernen: Am besten eignet sich dazu ein fettfreies Reinigungsgel. Bis vor einiger Zeit wurden öl- und fetthaltige Mittel dafür verwendet, weil wasserfestes Make-up allem anderen trotzte. Das konnte unangenehm sein, wenn Öl und Fett ins Auge gerieten.

EXTRATIPP

Jetzt wird gecremt

Zu deiner Pflegeserie gehören eine Tagespflege und eine Nachtpflege. Sie unterscheiden sich in der Zusammensetzung von Fett und Feuchtigkeit. Die Creme für den Tag enthält meist zu zwei Dritteln Feuchtigkeit, die für die Nacht besteht zu zwei Dritteln aus Fett. Deshalb ist die Nachtcreme meist etwas fester in der Konsistenz als die Tagespflege. Was deiner Haut bekommt, hinterlässt meist ein angenehmes Gefühl. Wenn deine Haut nach dem Auftragen spannt und juckt, solltest du ein oder zwei Tage Pause mit der Creme machen und es dann noch mal probieren. Passiert wieder dasselbe, ist die Creme nichts für dich und du musst dir eine andere besorgen. Hast du eine Serie gefunden, mit der du dich rundum wohl fühlst, dann bleib dabei. Denn deine Haut ist auch ein Gewohnheitstier und kann irritiert auf Neues reagieren.

Zum Eincremen tupfst du auf Stirn, Nase, Wangen und Kinn jeweils einen kleinen Klecks und verstreichst die Creme sanft von der Mitte nach außen, an den Augen etwas einklopfen. Vergiss nicht deinen Hals und dein Dekolletee mit einzucremen!

WAS IST BESSER: NATUR- ODER INDUSTRIEKOSMETIK?

Viele Mädchen und Frauen interessieren sich für Naturkosmetik, weil sie sich damit sicherer fühlen. Doch nicht alle vertragen diese Kosmetika gut, denn die Natur liefert uns auch viele Stoffe, gegen die manch eine allergisch reagiert. Zudem enthalten – vor allem selbst gemachte – Naturcremes keine Konservierungsstoffe. Sie verderben recht schnell und bieten krank machenden Bakterien einen guten Nährboden. Industriell hergestellte Kosmetika unterliegen ständigen Kontrollen.

Wenn du jedoch mehr Lust auf Naturkosmetik hast, solltest du auf alle Fälle eine wichtige Regel beherzigen: Achte auf peinliche Sauberkeit (Hände waschen) und bewahre die Mittel im Kühlschrank auf.

EXTRA-TIPPS FÜR SENSIBLE HAUT

Immer mehr Menschen leiden unter sensibler Haut. Sie reagiert schnell gestresst auf Umwelteinflüsse, Wind, Wetter, Kälte, seelische Beschwerden und falsche Pflege. Das zeigt sich an Reizungen, Rötungen, Flecken, Pustelchen und die Neigung zu Allergien. Duftstoffe, Emulgatoren und Konservierungsmittel gehören zu den größten Hautreizern.

Empfindliche Haut ist meist sehr fein, oft sogar porzellanartig. Sie braucht eine reichhaltige Creme mit wirksamen Feuchtigkeitsbindern. Natürliche Öle wie Mandel-, Weizenkeim- und Jojobaöl beruhigen sensible Haut. Spitzenreiter sind Kosmetika auf Aloe-vera-Basis.

Beruhigend wirkt im akuten Fall eine Pflegemaske mit Aloe vera.

Die empfindliche Haut verträgt nur selten ein Peeling – allerhöchstens alle vier Wochen. Dafür brauchst du eine spezielle Peeling-Creme für empfindliche Haut. Auch Gesichtsdampfbäder sind für dich tabu, wenn deine Haut sehr sensibel ist. Gönn dir ab und zu eine Aufbaukur, die du unter deiner Tagespflege aufträgst. Morgendliche Wechselduschen und regelmäßige Saunagänge machen empfindliche Haut widerstandsfähiger.

DIE WIRKSAMSTEN MITTEL GEGEN PICKEL

In der Entwicklungszeit treten immer mal wieder Hautunreinheiten auf. Das liegt meist an der Hormonbildung, die sich erst einpendeln muss. Ob du jedoch grundsätzlich eine erhöhte Pickelbereitschaft hast, das liegt in deinen Genen. Aber auch erwachsene Frauen stellen immer häufiger fest, dass ihre Haut mit Pickeln, Pusteln, ja sogar mit Akne reagiert. Mediziner nehmen an, dass zunehmender Stress und Umwelteinflüsse daran schuld sind.

Und so entstehen die lästigen Dinger: Die winzigen Drüsen in unserer Haut produzieren Talg und Fett, damit die Haut schön geschmeidig bleibt. In der Pubertät werden die daran beteiligten Hormone noch in schwankenden Mengen gebildet und die Talgdrüsen reagieren leider hyperaktiv. Sie bilden einen dicken Film, der sich über die Haut legt. Werden die Poren dabei ausgeweitet, kann es sein, dass sie sich später nicht wieder zusammenziehen. Dann entsteht großporige Haut. Gegen Ende der Pubertät normalisiert sich die Talgbildung normalerweise wieder.

Doch immer wieder kommt es mal vor, dass eine Pore verstopft. Dann vergrößert sich die Talgdrüse, weil sich zu viel Talg ansammelt. Er trocknet und wird hart, bevor er an die Oberfläche gelangt. Oben an seiner Spitze hat er meist einen kleinen schwarzen Deckel aus Schmutz oder dem Hautfarbstoff Melanin. Das sind die Pünktchen, die wir als Hautunreinheit erkennen. Das Ganze nennen wir Mitesser (Komedonen). Mit »Unsauberkeit« haben sie im Übrigen nichts zu tun.

Bestimmte Bakterien können sich in diesem Pfropf vermehren. Der Grundstein für einen Pickel ist gelegt. Ist der Mitesser geschlossen, setzt da drinnen das Chaos ein: In dem weißlichen Talg finden die Bakterien reichlich Nahrung und können sich zu dicken Pickeln entwickeln. Wenn du daran herumdrückst, fühlen sie sich noch reichlichst ermutigt, sich zu entzünden. Besonders viele Talgdrüsen haben wir auf dem Rücken, auf der Brust, auf der Nase, am Kinn und auf der Stirn. Pickel bilden sich nicht überall gleichmäßig. Mal blühen sie hier auf, mal da. So kann es sein, dass dein Gesicht total verschont bleibt, aber auf deinem Rücken ein wahrer Pickelteppich prangt.

Besonders bekannt, aber wenig beliebt ist der so genannte Partypickel, der sich ausgerechnet vor besonderen Dates bildet, wenn wir eigentlich ganz toll aussehen wollen. Bei Mädchen kann das unter dem Einfluss der Hormone besonders in der zweiten Zyklushälfte der Fall sein. Auf alle Fälle: Der Partypickel kommt immer ungelegen.

Tipps

> *Wenn du* **FETTIGE HAUT** *hast, ist deine Haut eher großporig und bildet recht viel Talg. Sie glänzt schnell und neigt zu kleinen Pickelchen und Mitessern. Du besorgst dir am besten eine spezielle Pflegeserie. Mit einem milden Reinigungsgel entfettest du deine Haut morgens und abends. Danach tupfst du sie mit Gesichtswasser ab. Wenn deine Haut besonders fettig ist, darf das sogar ein alkoholhaltiges sein. Dann versorgst du sie mit einer Tagescreme mit Feuchtigkeit. Ideal wäre es, wenn sie gleichzeitig einen leicht mattierenden Effekt hat. Einmal in der Woche kannst du ein Peeling machen, um die abgestorbenen Hautschüppchen herunterzurubbeln. Spül das Peeling besonders gründlich wieder von deiner Haut herunter.*
Akute Pickel betupfst du mit Pickeltupfer oder Abdeckstiften. Wenn es ganz schlimm ist, kann dein Hautarzt dir auch eine antibiotikahaltige Salbe verschreiben, die du zwei-, dreimal täglich auf die betroffene Stelle tupfst. Wenn deine Haut im Gesicht stark glänzt, tupfst du sie öfter mit einem Papiertaschentuch ab. Pickel werden mit einem Abdeckstift unsichtbar gemacht. In der Apotheke gibt es Präparate, die gleichzeitig entzündungshemmende Stoffe enthalten. Wichtig: Benutz nur Puder, das speziell für fettige und zu Pickeln neigende Haut entwickelt wurde. Denn üblicher Puder kann Pickel auslösend wirken.

> *Wenn du eine* **MISCHHAUT** *hast, ist deine Haut an der Nase, dem Kinn und der Stirn wahrscheinlich fettiger als an den anderen Partien. Zum Reinigen verwendest du am besten milde Syn-*

Damit sich nach der Antipickel-Pflege die Poren wieder zusammenziehen, kannst du dir eine Tee-Kompresse machen: Dafür kochst du dir einen ziemlich starken schwarzen Tee. Ist er abgekühlt, tränkst du ein Geschirrhandtuch mit dem Tee (Aber Achtung: Tee färbt das Handtuch!), legst es auf das Gesicht und lässt es 10 bis 20 Minuten einwirken. Danach die Haut trocken tupfen.

UNREINE HAUT MAG TEE

dets, deren pH-Wert hautneutral ist. Dein Gesichtswasser sollte allenfalls wenig Alkohol enthalten. Deine Pflegecreme sollte vor allem Feuchtigkeit spenden. Abends kannst du dein Gesicht mit Teebaumöl-Wasser abspülen. Dazu gibst du einige Tropfen Teebaumöl in ein Waschbecken mit warmem Wasser. Damit spülst du dein Gesicht gründlich ab. Einmal in der Woche kann eine Kräutermaske deiner Haut gut tun. Sie wirkt beruhigend und zieht die Poren leicht zusammen. Auch eine Maske aus Heilerde ist eine Wohltat für unreine Mischhaut.

Einen akuten Pickel kannst du direkt mit Teebaumöl betupfen. Verwende dafür ein Wattestäbchen. Die Pickel werden mit Abdeckstift oder -creme kaschiert. Für deine Haut eignen sich auch Spezial-Make-ups für unreine Haut. Sie enthalten beispielsweise einen hohen Puder-Anteil, der kleine Unreinheiten abdeckt und den Teint mattiert. Zum Reinigen oder Betupfen der Haut eignen sich auch Stiefmütterchenkraut, Isländisch Moos, Kamillenblüten und Augentrost.

> *Wenn du* **TROCKENE HAUT** *hast, ist sie wahrscheinlich ganz besonders empfindlich und spannt schnell. Es ist wichtig, dass diese Haut nicht zusätzlich gereizt wird. Viele Anti-Pickel-Präparate*

sind zu scharf für sie. Verwende eine milde hautneutrale Reinigungsmilch und ein auf alle Fälle alkoholfreies Gesichtswasser. Anschließend braucht deine Haut viel Fett und Feuchtigkeit. Einmal in der Woche kannst du eine Maske machen – z. B. eine Jogurt-Maske. Sie macht die Haut frisch und zart und öffnet verstopfte Poren. Dafür brauchst du einen Bio-Jogurt (es gehen auch Quark/Topfen oder Dickmilch) ohne Zusätze, den du mit zwei Esslöffeln Tonerde aus der Apotheke vermischst. Für 30 Minuten dick auf das Gesicht geben und dann mit viel lauwarmem Wasser wieder abspülen.
Für akute Pickel kannst du dir in der Apotheke Pickelpflaster besorgen, die Bakterienkiller enthalten und die Haut beruhigen. Du kannst das Pflaster über Nacht auf die betroffenen Stellen kleben. Als Make-up darfst du nichts verwenden, was deine Haut zusätzlich austrocknet. Zum Abdecken verwendest du einen Abdeckstift, dann tupfst du auf diese Stelle noch etwas Puder.

Die größte Versuchung, seit es Pickel gibt …

… ist das Herumdrücken. Das bedeutet für die Haut den absoluten Oberstress und die Bakterien können sich herrlich ausbreiten. Wenn du der Versuchung schon nicht widerstehen kannst, dann drück wenigstens immer mit sauberen Fingern und Papier und niemals an »unreifen« Pickeln. Rote, erhabene und spannende Stellen, die keinen gelben Punkt haben, sollten absolut tabu sein. Mit unkontrolliertem Herumgequetsche kannst du dir die schönsten dauerhaften Narben beibringen und am Ende auch eine handfeste Akne einhandeln.

Am besten weichst du vor deiner »Eigen-OP« die Haut auf: Gib drei Teelöffel Kamillenblüten in eine Schüssel mit heißem Wasser, beuge dich mit deinem Gesicht über die Schale und häng dir ein Handtuch über den Kopf, sodass der Dampf nicht entweicht und sich voll auf dein Gesicht konzentrieren kann. Nach 10 Minuten hat die Wärme die Poren geöffnet. Die Kamille wirkt zusätzlich entzündungshemmend. Nun wickelst du dir um deine sauberen Fingerkuppen ein sauberes Kosmetiktuch. Zieh die

Haut neben dem Pickel auseinander. Er sollte dir jetzt praktisch entgegenkommen. Falls nicht: Dann ist er noch nicht reif genug und du solltest dich wirklich bezähmen.

Wenn du am Körper Pickel hast

Auch für Pickel am Körper gilt die Parole »Hände weg«, besser ohne Herumdrücken abwarten, bis sie von alleine wieder verschwinden. Dann benutzt du am besten ein spezielles Duschgel für unreine oder irritierte Haut. Betupfe die Pickel anschließend erst mit klärendem Gesichtswasser und dann mit einer Creme gegen unreine Haut. Einmal in der Woche kannst du ein Peeling machen. Auch dafür gibt es fertige Präparate, die du gleich beim Duschen anwenden kannst. Du kannst auch ein Salzpeeling machen. Dafür nimmst du eine Hand voll grobes Meersalz und vermischst das mit Olivenöl. Es soll eine cremige Masse entstehen. Unter der Dusche massierst du deine feuchte Haut damit, besonders an den Stellen, wo die Pickel sitzen. Anschließend gründlich abduschen. Das Salz muss komplett von der Haut gespült werden.

Zur porentiefen Reinigung von Mitessern auf Stirn, Nase und Kinn kannst du auch so genannte Pickelpatches verwenden. Diese Pflaster werden angefeuchtet auf die betroffenen Partien aufgeklebt. Nach etwa 10 Minuten werden sie mitsamt den kleinen Unholden wieder abgezogen. Sie sollen den lästigen Talg direkt aus den Drüsen saugen. Am besten ist es, wenn du deine Haut vorher mit einem Dampfbad schön weich machst, dann kommt der Talg noch leichter heraus.

Im Notfall sollen spezielle Mini-Pflaster einzelne, gerade aufblühende Pickel austrocknen und antibakteriell bearbeiten. Auch Anti-Pickel-Stifte wirken antibakteriell. Wenn du gar nichts anderes dabei hast, hilft ein Klecks Zahnpasta auf dem Pickel (allerdings nur, wenn kein Fluor drin ist, damit werden die Pickel nämlich schlimmer!). Zahnpasta kann einen Pickel etwas austrocknen.

DIE MACHT DER ANTI-PICKEL-PATCHES

Danach vorsichtig abtrocknen und mit einer speziellen Creme für irritierte Haut eincremen. Auch ein Bad mit Meersalz kann deiner unreinen Haut Gutes tun, denn es wirkt entzündungshemmend.

ZINK GEGEN PICKEL

Wer zu Pickeln neigt, hat oft einen Zinkmangel. Die empfohlene Tagesdosis liegt bei 15 Milligramm. Soll eine Entzündung verhindert werden, musst du doppelt so viel aufnehmen. Wenn du dich vegetarisch ernährst, ist ein Zinkmangel noch wahrscheinlicher: Das lebenswichtige Spurenelement wird nämlich aus Fleisch, Eiern und Milch wesentlich leichter aufgenommen als das Zink, das beispielsweise aus Weizenkeimen, Kürbiskernen oder Wurzeln stammt. Bist du Vegetarierin mit unreiner Haut, so solltest du zumindest mit einem Zink-Präparat ausgleichen.

Mit Volldampf gegen Mitesser

Zum »Erweichen« von Mitessern und Pickeln kannst du auch ein Dampfbad mit Rosenextrakt ausprobieren: Gib zwei Liter heißes Wasser und 10 Tropfen Rosenöl in eine flache Schüssel, halte dein Gesicht darüber und decke deinen Kopf mit einem Handtuch ab. Wenn das Wasser aufhört zu dampfen, kannst du die Mitesser vorsichtig ausdrücken. Verwende dazu Gesichtstücher.

Gegen Hautunreinheiten helfen Packungen aus Heilerde oder Fango. Probier doch einmal diese Maske aus: Zwei Esslöffel weiße Tonerde (gibt's in der Apotheke) rührst du mit warmem Kamillentee zu einem dicken Brei an; dick auf die saubere Haut streichen, nach einer halben Stunde mit reichlich lauwarmem Wasser wieder abnehmen.

Einmal in der Woche kannst du ein Peeling machen, wenn deine Haut nicht superempfindlich ist. Damit lösen sich die oberen Hornschüppchen schneller. In den Pflegeserien für unreine Haut sind bei den Reinigungssubstanzen oft schon ganz feine Peelings enthalten.

AKNE? EIN FALL FÜR DEN DOC

Entwickeln sich deine Pickel mehr und mehr zur Akne, solltest du nicht zögern, zum Arzt zu gehen, denn der kann eine Menge gegen die unerwünschten Dinger tun. Ein vernarbtes Kratergesicht muss jedenfalls heute niemand mehr riskieren. Auch in hartnäckigen Fällen sollte niemand mehr verzweifeln – selbst dann nicht, wenn sich die Akne im Prinzip nicht heilen lässt, da die Veranlagung erblich bedingt ist.

Ein bewährtes Mittel bei leichter Akne ist Azelainsäure. Allerdings musst du etwa vier bis acht Wochen Geduld haben, bevor sich richtig sichtbare Erfolge einstellen: Der antibakterielle Stoff öffnet die mit Hornschüppchen verstopften Porenausgänge.

Auch mit Benzoylperoxid werden – oft in Gemeinschaft mit Azelainsäure – gute Erfolge erzielt. Antibiotika – auch in Cremes oder Lösungen – bremsen die Entzündungen und machen den Bakterien den Garaus. Gut wirken auch Vitamin-A-Säure-Abkömmlinge. Sie normalisieren unter anderem die Verhornung und wirken entfettend.

Für manche Mädchen eignet sich eine Antibabypille, die nicht nur verhütet, sondern auch die männlichen Hormone zurückdrängt, die auch jedes Mädchen in winzigen Mengen bildet. Bei schwerer Akne (»Knotenakne« auf dem Rücken) hat sich der Wirkstoff Isotretinoin als hilfreich erwiesen. Er lässt hyperaktive Talgdrüsen schrumpfen. Doch er sollte niedrig dosiert werden, um die Nebenwirkungen gering zu halten. Mädchen dürfen in der Zeit der Behandlung auf keinen Fall schwanger werden.

Ratsam ist bei Akne immer der Besuch einer speziell ausgebildeten Kosmetikerin (Hautarzt danach fragen!). Sie reinigt die Haut, sorgt für die richtige Pflege und kann die Hauterneuerung unterstützen.

Eine Liste von akneversierten Dermatologen und Kosmetikerinnen erhältst du bei

> AKNE-FORUM E. V.
> POSTFACH 61 12 18
> D – 22457 HAMBURG

DAS GROSSE RUBBELN

Eine regelmäßige Rubbelmassage – PEELING genannt – löst die abgestorbenen Hautzellen und macht die Haut zart und rosig. Denn die kleinen Schleifpartikelchen, die in der Peelingcreme enthalten sind, regen auch die Durchblutung an. Wenn du grobporige und eher trockene Haut hast, kannst du einmal in der Woche ein Peeling machen, sonst eher seltener. Wenn du deine Haut zu oft peelst, nimmt sie das nämlich übel, fängt an zu brennen und wird fleckig. Denn die Hornschicht ist ja auch unser Schutzwall, den wir nicht kaputtmachen dürfen. Ist deine Haut von innen heraus gut durchblutet, brauchst du kein Peeling. Normalerweise reicht das Abrubbeln mit einem feuchten Waschlappen aus Frottee aus, damit die Haut besser durchblutet wird. Danach das Eincremen nicht vergessen.

DIE BESTEN MASKEN KOMMEN AUS DER KÜCHE

Wenn du dich mit einer Maske verwöhnen möchtest, beginnst du mit einer gründlichen Hautreinigung. Danach machst du ein kleines Gesichtsdampfbad oder legst dir eine feuchtwarme Kompresse auf, damit sich die Poren öffnen und die Maske besser wirken kann. In der Regel muss eine Maske etwa 10 bis 30 Minuten einwirken. Dabei legst du dich am besten hin und entspannst dich. Die überschüssigen Reste nimmst du – je nach Packungsanweisung – mit einem Kosmetiktuch oder mit reichlich Wasser ab. Das Wasser sollte möglichst kalt sein, damit sich die Poren wieder schließen.

Quarkmaske

Nimm etwa 1 Teelöffel deiner Feuchtigkeitscreme, misch sie mit 1 1/2 Esslöffel Quark und 1 Teelöffel Honig. Diese Masse gibst du für etwa 20 Minuten auf die Haut, dann gründlich abwaschen.

Oder:

2 Esslöffel Quark mit etwas Zitronensaft verrühren. 15 Minuten einziehen lassen, gründlich abspülen. Hilft gegen große Poren, wirkt hautlösend, spendet Feuchtigkeit und regt die Durchblutung an.

Salzmaske

Eine Salzmaske macht müde Haut munter: 2 Esslöffel Salz in warmem Wasser auflösen, ein Frottiertuch hineintauchen, leicht auswringen und für 5 Minuten auf das Gesicht legen.

Bananenmaske

Zerdrück eine halbe Banane mit einer Gabel und misch einen Teelöffel süße Sahne darunter. Auf das Gesicht geben und 20 Minuten einwirken lassen. Mit viel Wasser abspülen. Bananen enthalten spezielle Zuckermoleküle, die ein hohes Wasserbindevermögen haben und der Haut Feuchtigkeit geben. Die Sahne sorgt für Fett und Geschmeidigkeit.

Johanniskrautmaske

Verrühr ein Eigelb im Mixer nach und nach mit 2 Esslöffel Johanniskrautöl aus der Apotheke. Am Ende soll es eine cremige Masse sein, die du auf dein Gesicht gibst. Nach 15 Minuten abwaschen. Das Öl wirkt entzündungshemmend und heilend. Die Maske ist daher gut für trockene, unreine und gereizte Haut geeignet.

Kartoffelmaske

Vermisch drei bis vier heiße, zerdrückte Pellkartoffeln mit Milch und einem Eigelb. Dick auf die Haut auftragen, nach 20 Minuten mit reichlich Wasser abwaschen. Hilft bei unreiner und strapazierter Haut.

Rosenmaske

Nimm einen Esslöffel Heilerde aus Apotheke oder Reformhaus, vermisch diese mit 2 bis 3 Esslöffeln Rosenwasser und 1 Teelöffel flüssigem Honig, dazu ein Tropfen Rosenöl und 1 Tropfen Rosengeraniumöl. Alles für etwa 10 Minuten auf Gesicht, Hals und Dekolletee auftragen. Gründlich abwaschen und die Haut mit Rosenwasser abtupfen. Danach gut eincremen. Diese Maske hilft gegen trockene Haut. Nur alle zwei Wochen verwenden.

Kakimaske

Dazu brauchst du eine reife Kaki-Frucht – die auch den wunderbaren Namen Persimone trägt –, schälst sie und pürierst das Fruchtfleisch (wenn sie sehr reif ist, kannst du sie mit der Gabel zerdrücken). Nun streichst du das Fruchtfleisch durch ein Sieb und fängst den Saft auf. Er wird anschließend mit so viel Reismehl verrührt, dass eine cremige Masse entsteht. Diese trägst du auf dein Gesicht auf und wäschst die Masse nach 20 Minuten mit reichlich lauwarmem Wasser ab. Damit kannst du gereizte Haut beruhigen.

Avocadoöl-Maske für den Hals

Koch dir einen Salbeitee und mach dir in einem Wasserbad etwas Avocado-Öl lauwarm. Pinsel dir das Öl auf den Hals. Nun tränkst du ein Geschirrtuch oder ein Gästehandtuch mit Salbeitee, wringst es aus und legst es auf die ölige Halspartie. Darüber wickelst du noch ein trockenes Handtuch. Lass es am besten über Nacht einziehen.

Kamillenmaske für die Augen

Koch dir Kamillentee und lass ihn kalt werden. Tränk dann ein Geschirrtuch oder zwei Waschlappen mit dem Kamillentee. Auswringen und 10 Minuten auf die Augen legen. Das erfrischt. Ebenso geeignet für solche Kompressen: Schwarzer Tee, Lindenblütentee, Fencheltee oder Rosmarintee.

Milchmaske für die Augen

Vermisch 1/2 Esslöffel Milch mit einem 1/2 Esslöffel schwarzen Tee. Tränk damit zwei Wattepads und leg sie für 10 Minuten auf die Augen. Das verleiht deinen Augen Strahlkraft.

Quarkmaske für die Lippen

1 Esslöffel Quark mit etwas Zitronensaft vermischen und dick auf die Lippen auftragen. Nach 10 Minuten wieder abnehmen. Das macht die Lippen geschmeidig. Auch Kakaobutter macht rissige Lippen wieder zart. Vor dem Schminken die Lippen damit eincremen.

KOSMETIKA UND IHRE HALTBARKEIT

Alle Inhalte von Töpfchen und Tiegelchen haben nur eine begrenzte Haltbarkeit, insbesondere wenn du die Präparate bereits geöffnet hast. Leider steht nirgendwo angegeben, wie lange du sie benutzen kannst. Ungeöffnet müssen Kosmetika mindestens 30 Monate haltbar sein – das ist gesetzlich vorgeschrieben. Sind die Präparate nur begrenzt haltbar – etwa weil sie keine Konservierungsstoffe enthalten –, muss ein Mindesthaltbarkeitsdatum auf der Packung angegeben sein. Logischerweise finden die Hersteller es nicht so zwingend notwendig, ein Haltbarkeitsdatum anzugeben, weil die Verbraucher sich dann – wie bei Frischmilch etwa – nur die frischesten Produkte kaufen und die älteren zum Ladenhüter machen würden.

Wenn du ein Präparat geöffnet hast, läuft die Zeit mit. Denn dann kommen Luft und Keime von den Fingern oder der Luft an Cremes, Lotionen, Salben, Masken oder Make-up. Enthält deine Kosmetik relativ viel Feuchtigkeit, ist sie dafür anfälliger. Konservierungsstoffe können jedoch nur in begrenzten Mengen eingesetzt werden, denn sonst reizen sie die Haut.

So hast du länger von deiner Kosmetik:

> **WASCH DIR IMMER** *die Hände, bevor du an deine Sachen gehst. Du kannst bei Cremes auch einen Spatel verwenden. Schwämmchen, Pinsel und Pads müssen regelmäßig gereinigt werden. Nimm dafür Haarshampoo. Gut ausspülen und richtig trocknen lassen.*

> **NACH GEBRAUCH** *verschließt du deine Kosmetika am besten wieder ganz fest.*

> **BENUTZT DU** *Naturkosmetika ohne Konservierungsstoffe, bewahrst du sie am besten im Kühlschrank auf. Das Mindesthaltbarkeitsdatum solltest du ernst nehmen.*

> **JE KLEINER** *die Öffnung eines Tiegels, einer Dose oder Tube ist, desto weniger Luft und Keime kommen an das Präparat. Kauf dir lieber kleinere Mengen, dafür öfter etwas Frisches.*

So lange halten Kosmetika normalerweise:

- **Gesichtscreme:** 1 JAHR
- **Flüssiges Make-up:** 1 JAHR
- **Wimperntusche:** $^1/_2$ JAHR
- **Sonnencreme:** 1–2 JAHRE
- **Selbstbräuner:** $^1/_2$ JAHR
- **Lippenstift:** 2 JAHRE
- **Puder:** FAST UNBEGRENZT, WENN NICHT VERUNREINIGT
- **Duschbad:** FAST UNBEGRENZT
- **Körperlotion:** 1 JAHR

> **GIB NIEMALS** *Wasser zu deinen Produkten – etwa um angetrocknete Wimperntusche wieder geschmeidig zu machen –, das erhöht die Keimzahl ungemein.*

> **UNTRÜGLICHES ZEICHEN,** *dass ein Präparat – Lippenstift oder Wimperntusche – nicht mehr gut ist, ist unangenehmer, vielleicht ranziger Geruch. Alles, was nicht gut riecht, verfärbt ist oder seine Konsistenz verändert hat, gehört in den Müll!*

TALK ABOUT

2. LUCKY LIPS & MAGIC EYES

DIE BESTEN GRUNDLAGEN FÜR EIN SCHÖNES MAKE-UP

GRUNDIERUNG IST EINE ANDERE BEZEICHNUNG für Make-up. Gelegentlich findest du dafür auch den englischen Begriff Foundation. Make-up enthält Pigmente, die die Haut nach dem Auftragen gleichmäßiger aussehen lassen. Es wird in den unterschiedlichsten Varianten angeboten – weniger oder stärker deckend, mit weniger oder mehr Puderanteilen, mit oder ohne Duft. Die Grundierung gibt der Haut ein frischeres Aussehen und überdeckt kleine Unebenheiten und Unreinheiten. Bevor du Make-up aufträgst, reinigst du deine Haut und gibst deine Pflegecreme darunter – es sei denn du benützt getönte Tagescreme.

Welche Grundierung für dich die richtige ist, bestimmt dein Hauttyp.

Ist deine Haut eher fettig oder ein Mischtyp, brauchst du ein Make-up mit viel Feuchtigkeit, aber wenig Fett. Wichtig ist vor allem, dass das Make-up Puder enthält, der überschüssigen Talg absorbiert und deiner Haut einen matten Ton verleiht. Brauchst du ein Make-up, das stärker abdeckt, empfiehlt sich eher ein Kompaktpuder.

Hast du trockene und eher empfindliche Haut, ist es besser, wenn deine Haut mehr Fett und Feuchtigkeit bekommt. Creme-Make-ups haben eine gute Deckkraft und können Pickelchen und Flecken gut kaschieren. Willst du ein Kompakt-Puder-Make-up verwenden, sollte es einen hohen Fettgehalt besitzen. Du brauchst zum Auftragen ein Schwämmchen oder Puderpads. Unterwegs kann diese Grundierung praktischer sein.

Neigt deine Haut zu Unreinheiten, bist du mit einem Kompakt-Make-up ganz sicher am besten bedient. Denn es deckt am besten ab, weil es sehr viele Pigmente enthält. Wenn du das Schwämmchen vor dem Auftragen etwas anfeuchtest, hat es eine höhere Deckkraft.

Hast du eine normale, jugendliche Haut, wird dir eine getönte Tagescreme höchstwahrscheinlich ausreichen. Sie pflegt und gibt deiner Haut gleichzeitig eine zarte Tönung, darüber kannst du etwas Puder geben.

WELCHE MAKE-UP-FARBE IST FÜR DICH AM GÜNSTIGSTEN

Eine Grundierung soll am besten gar nicht sichtbar sein, deshalb muss der Farbton exakt zu deiner Haut passen. Bei jungen Mädchen reicht meist eine getönte Tagescreme aus, die viel Wasser, wenig Fett und wenig Farbstoffe enthält. Sie lässt den Teint natürlich und etwas frischer aussehen. Getönte Tagescreme kann direkt auf die Haut aufgetragen werden.

Unter stärker deckender Grundierung muss erst die Tagespflege auf die gereinigte Haut gegeben werden. Flüssige Grundierungen enthalten viel Wasser, mehr Fett und Farbstoffe. Sie überdecken kleinere Unebenheiten, aber keine Rötungen oder Pickel. Cremige Grundierungen überdecken Hautunreinheiten besser, weil sie zusätzlich noch etwas Puder enthalten. Eine noch kompaktere Grundierung besteht aus flüssigem Make-up und einer Extra-Portion Puder. Sie deckt am besten ab, ist aber auch deutlich sichtbar. Die kompakteren Grundierungen müssen deshalb besonders vorsichtig auf die Haut getupft werden. Vorher solltest du mit einem Kosmetiktuch überschüssiges Fett und Feuchtigkeit aus der Tagespflege abwischen, damit die Grundierung nicht scheckig aussieht. Nach dem Auftragen der Grundierung gibst du noch etwas transparenten Puder darüber. Kompaktgrundierung braucht allerdings keinen Extra-Puder mehr.

Am natürlichsten sieht es aus, wenn du nur die Stellen mit Make-up bedeckst, wo du leichte Unebenheiten ausgleichen willst. Verstreiche die Übergänge sorgfältig, damit es keine Ränder gibt.

GEKONNT ABGEPUDERT

Zu einem richtigen Make-up gehört am Ende noch ein Hauch von Puder. Er lässt das Gesicht etwas weicher erscheinen und sorgt dafür, dass die Grundierung besser hält. Die Schminkprofis verwenden einen Farbton, der einen Tick heller ist als das Make-up. Loser Puder wird mit einem großen Pinsel von oben nach unten auf das Gesicht gestäubt. Vorher wird der Pinsel abgeklopft, damit nicht zu viel auf das Gesicht kommt. Hast du besonders fettige Haut, wirst du öfter Stirn, Nase und Kinn abpudern müssen. Hier sitzen besonders viele Talg- und Schweißdrüsen, die diese Partien schnell glänzen lassen.

EXTRA-TIPP

Wenn du dir Make-up kaufen willst, solltest du versuchen, seine Farbe bei Tageslicht zu testen. Künstliche Beleuchtung täuscht unser Auge immer etwas. Am besten wäre es, wenn du verschiedene Make-up-Töne, die in Frage kommen, an kleinen Stellen auftragen könntest. Dann wartest du ein Weilchen, denn das Make-up dunkelt auf der Haut noch etwas nach. Die Farbe, die deiner natürlichen Hautfarbe am meisten entspricht, solltest du für dich auswählen. Achte dabei auch auf den Übergang zu deinem Hals, die Hautfarbe am Hals ist ja meist etwas dunkler.

FARBE FÜR DIE WANGEN

Kleine rosafarbene oder bräunliche Farbtupfer auf den Wangen – Rouge – bringen zusätzliches Leuchten ins Gesicht und können die Form etwas modellieren. Auch Rouge wird in unterschiedlichsten Varianten angeboten. Wenn du ein eher pudriges Make-up verwendest, ist Puderrouge günstiger, weil es besser haftet. Denn wenn du ein Cremerouge auf eine pudrige Unterlage gibst, erzeugst du vor allem Flecken. Ein Puderrouge trägst du mit einem dicken Pinsel auf, den du vorher ordentlich abklopfst, damit nur ein Hauch von Rouge auf deinem Gesicht landet.

Wenn du Cremerouge verwendest, tupfst du mit den Fingerspitzen vorsichtig eine kleine Menge auf die Wangen. Nicht verreiben, sonst setzt es sich in den Poren fest.

Wenn du dir in die Wangen kneifst, siehst du, welcher Ton dir am ehesten steht.

EXTRA-TIPP

Welche Farbe du wählst, hängt auch ein wenig von der gängigen Make-up-Mode ab. Allgemein gilt aber: Je dezenter, desto natürlicher. Ein leichtes Apricot steht heller Haut, ein warmer Bronzeton einer mittelhellen Haut, dunklere Haut kann etwas Dunkleres vertragen – etwa Brombeer oder Terrakotta. Abends darf es etwas kräftiger sein als tagsüber.

DER CHARME DER KLEINEN WEBFEHLER: SO SCHMINKEN DIE PROFIS

Es gibt Probleme, von denen jede Frau denkt, sie sei damit völlig allein: Kaum eine ist beispielsweise mit ihrem Gesicht zufrieden. Irgendetwas stört immer – die Nase, der Mund, die Augen, die Stirn. Andere sehen die vermeintlichen Störquellen meist gar nicht. Manchmal sind sie ja auch gar nicht vorhanden … Übrigens sind auch die Models von diesen Kümmernissen nicht verschont. Visagisten sagen, kaum eine von ihnen hätte ein tatsächlich perfektes Gesicht – selbst wenn es nach dem Schminken so aussieht. Also: Nur kein Neid!

Viele Frauen gewöhnen sich mit der Zeit an ihre kleinen Schwächen. Dennoch gibt es immer wieder Anlässe, da möchte man einfach perfekt aussehen. Sieht man den Profis zu, lässt sich folgende Faustregel erkennen: Alles, was im Gesicht weich ist – Wangen, Nasenflügel, die untere Kinnpartie zum Hals hin, die Schläfen – wird dunkel abschattiert. Damit lassen sich kleinere Schönheitsfehler ideal wegzaubern.

Augenringe werden mit einem hellen Stift, hellem, deckendem

Make-up oder hellem Puderlidschatten abgedeckt. Der dunkle Puder wird erst unterhalb des Jochbeines benutzt, sonst würden die Wangenknochen optisch verschwinden. Mit einer dicken Puderquaste wird dieser zum Mund hin verteilt. Auch die Nasenflügel werden sanft abgepudert. Helle Pudertöne werden auf dem Nasenrücken oder auf der Stirn gebraucht – also immer bei solchen Partien, die betont werden sollen. Sie lassen Augenringe verschwinden oder heben Dinge hervor, die man betont haben möchte.

Extra-Tipps

> WENN DU EIN EHER BREITES GESICHT HAST:
Wenn die Wangen rundlich erscheinen, kann das Gesicht breit wirken. Ein Hauch dunkler Puder wird knapp über dem Jochbein in Richtung Gesichtsmitte gezogen, dann kommt großzügig Rouge darüber – und ein Tupfer aufs Jochbein. Stirn, Nasenrücken und Kinn werden hell gepudert. Die Augen mit einem zur Augenfarbe passenden Lidschatten betonen, die Wimpern kräftig tuschen und die Augenbrauen nachziehen. Ein Tupfer Gloss betont die Lippen.

> WENN DU EIN EHER SCHMALES GESICHT HAST:
Rouge vom Jochbein nach außen hin verwischen, sodass es in etwa ein gedachtes Dreieck zwischen Ohrmuschel, Ohrläppchen und Nasenspitze bildet. Die Stirn, der Nasenrücken und das Kinn werden mit hellem Puder bestäubt. Das gibt dem Gesicht Konturen. Die Brauen werden nachgestrichelt und nach außen hin verlängert. Auch der Lidschatten wird etwas weiter nach außen gepudert.

> WENN DU EIN EHER LANGES GESICHT HAST:
Etwas dunklen Puder auf und unter dem Kinn verteilen – das verkürzt das Gesicht optisch. Rouge etwa in Höhe der Nasenspitze ansetzen und im gedachten Dreieck in die Gesichtsmitte verwischen. Die Nasenseiten mit Puder, den Nasenrücken mit hellem Puder bestäuben. Die Brauen werden nachgestrichelt, dabei aber »flach gehalten«. Den Mund mit Konturenstift nachziehen und voll ausmalen.

> WENN DU EIN EHER KURZES GESICHT HAST: *Bei einem kleinen Kinn kann das Gesicht optisch verlängert werden. Dazu wird Rouge großzügig vom Jochbein nach oben zu den Schläfen gewischt. Einen Tupfer oben am Haaransatz verwischen. Dann wird noch etwas Rouge in Richtung Kiefer gepudert, das verschmälert die Seitenpartien des Gesichts. Augenbrauen werden nach oben gekämmt. Zwischen Lid und Braue kommt etwas Lidschatten. Augen kräftig betonen. Keinen Pony in die Stirn fallen lassen, das verkürzt das Gesicht zusätzlich.*

EXTRA-TIPP FÜRS PARTY-MAKE-UP

Mit Glanzpuder, Glanz-Make-up oder einem schimmernden Make-up-Stift kannst du dein Gesicht abends glänzend betonen – vorausgesetzt du hast ganz ebene, reine Haut. Den Glanz gibst du ganz sparsam auf Stirn, Nasenrücken, Wangenknochen und Kinn.

So kannst du auch deine Augen »highlighten«, wenn du sonst nicht viel Farbe im Gesicht hast: Tusche deine Wimpern wie gewohnt. Wenn sie trocken sind, kannst du mit goldenem Mascara die Spitzen goldfarben tuschen. Sieht super aus bei dunklen Haaren.

MAGIE IM BLICK

Wimperntusche gehört mehr als alles andere für die meisten Mädchen und Frauen fast schon zum täglichen Outfit. Ob du braune oder schwarze Mascara verwendest, richtet sich nach Haut- und Augenfarbe. Je zarter die Töne, umso härter wirkt schwarze Wimperntusche. Manche Mädchen verwenden auch blaue oder grüne Wimperntusche. Das sieht jedoch in der Regel ziemlich »papageienmäßig« aus.

Willst du, dass die Wimpern voller wirken, gib vor dem Tuschen etwas Puderstaub darauf. Dann tuschst du die Wimpern einmal kurz in Form. Danach einige weitere Male – je nachdem, wie sehr du die Wimpern in Form bringen möchtest. Möchtest du die Augen noch mehr betonen, tuschst du auch die unteren Wimpern mit.

Willst du deine Augen vergrößern, kannst du es mit einem Lidstrich oder einem Kajalstift probieren: Dazu spannst du das Oberlid und ziehst oder malst eine Linie direkt am Wimpernrand. Wenn du noch nicht so geübt bist, setz dich dazu hin und stütz den Arm auf. Denn nur wenn der Strich sehr exakt gezogen ist, sieht er wirklich gut aus. Du brauchst einen sehr dünnen Pinsel. Wenn du Kajal nimmst, muss der Stift schön angespitzt sein. Solltest du daneben malen, nimm ein angefeuchtetes Wattestäbchen und korrigiere deine Patzer, bevor die Farbe trocken ist.

Wer besonders dichte Wimpern haben möchte, klebt künstliche Wimpern dicht an seine eigenen. Das erfordert jedoch einige Kunstfertigkeit. Die Kunstwimpern werden dünn mit einem Spezialkleber versehen und mit einer Pinzette vorsichtig auf den Lidrand gedrückt. Nach etwa einer halben Minute sollten die Wimpern kleben. Du kannst die Plastikwimpern mehrmals benutzen, wenn du sie vor dem Abschminken abnimmst und den Klebstoff gründlich entfernst.

EXTRA-TIPP

Zum Schluss bürstest du noch deine Augenbrauen in Form. Sind sie stark und kräftig, brauchst du nur ein Bürstchen ohne Farbe. Soll es etwas mehr sein, nimmst du einen Augenbrauenstift und strichelst in Wuchsrichtung die Brauen nach. Dann bürstest du die Brauen mit einem Bürstchen und verstreichst dabei die Farbe. Hast du versehentlich zu viel davon genommen, hilft ein Wattestäbchen zum Abnehmen der überschüssigen Farbe. Zum Schluss sprühst du noch etwas Haarspray auf die Brauen (Augen schützen), dann hält die Farbe besser. Im Notfall kannst du deine Brauen auch mit etwas Wimperntusche in Form bringen. Doch Vorsicht: Wimperntusche verklebt die Brauen leicht.

Lidschatten – wie es gefällt

Die Farbe des Lidschattens ist ebenfalls eine Modesache. Mal sind knallige Farben, mal Pastelltöne en vogue. Dezentere Farben sehen natürlicher aus und stehlen deinen Augen nicht die Schau. Aber worauf du Lust hast, ist natürlich auch von Anlass zu Anlass und von Stimmung zu Stimmung verschieden. Generell, sagen viele Profis, sollte nur eine Sache im Gesicht stark betont werden – also entweder der Mund oder die Augen oder die Haut. Wer alles stark und bunt betont, sieht schnell aus wie ein wandelnder Malkasten.

So trägst du Lidschatten auf:

> *Wenn du Puder-Lidschatten verwendest, nimmst du etwas davon auf das Applikator-Schwämmchen und gibst dies auf dein Oberlid. Den Rand verwischst du mit dem Zeigefinger.*

> *Verwendest du einen Creme-Lidschatten, tupfst du etwas davon mit dem Finger auf das Oberlid. Den Rand verstreichst du vorsichtig.*

> *Manche Mädchen geben nur an den äußeren Rand, in den inneren Augenwinkel oder in den Lidbogen etwas Lidschatten. Du musst einfach einmal ausprobieren, was dir besser steht und was dir besser gefällt.*

> *Wenn du zwei Farben auf die Augen auftragen willst, nimmst du die hellere Farbe und malst damit das gesamte Oberlid aus. Die dunklere gibst du dann an den Lidrand, in die Lidfalte oder außen auf das Oberlid. Die Ränder gut verstreichen.*

Das gewisse Glitzern für die Party

WENN DU LUST HAST AUF EINEN DRAMATISCHEN AUGENAUFSCHLAG ZUR FETE, DANN PROBIER ES DOCH EINMAL DAMIT: ZUNÄCHST GIBST DU ETWAS GESICHTSPUDER AUF DIE OBERLIDER. DANN NIMMST DU BESONDERS DUNKLEN, SCHWARZEN, GOLDENEN ODER GLITTERIGEN LIDSCHATTEN UND GIBST IHN AUF DAS OBERLID BIS ZUR LIDFALTE. IM INNEREN AUGENWINKEL EBENFALLS LIDSCHATTEN VERTEILEN. AUCH AUF DEN UNTEREN WIMPERNRAND KANNST DU MIT EINEM DÜNNEN PINSELCHEN ODER EINEM WATTESTÄBCHEN ETWAS FARBE GEBEN. EINE EXTRAPORTION GLITTER GEFÄLLIG? DAFÜR TAUCHST DU EIN WATTESTÄBCHEN EIN WENIG IN CREME, TUNKST ES DANN IN GLITTER UND TUPFST ES VORSICHTIG AUF DAS LID. VORSICHT, DASS DIR NICHTS INS AUGE GERÄT UND SICH DER GLITTER AUCH NICHT AUF DEM GANZEN GESICHT VERTEILT! DURCH DIE CREME HAFTET DER GLITTER JEDOCH BESSER. NUN NOCH BESONDERS KRÄFTIG DIE WIMPERN TUSCHEN UND AUF GEHT'S.

SO GLÄNZEN DEINE LIPPEN

Wie bereits erwähnt empfehlen die Experten entweder die Augen oder den Mund zu betonen. Die meisten mögen es nicht so dick aufgetragen. Wenn du möglichst natürlich aussehen willst, versuchst du nur deine Lippen sanft zu unterstreichen. Wähl dir einen Konturenstift, der nur wenig dunkler ist als die Farbe deiner Lippen. Damit umrandest du deine Lippenkonturen und verstreichst mit dem Finger die Farbe auf den Lippen. Wenn du es gerne glänzend hast, gibst du noch etwas farblosen Gloss drüber. Du kannst es auch anders herum machen: Nimm einen farbigen Lipgloss, der deiner Lippenfarbe ähnelt, und füll damit die Lippen komplett aus. Nun tupfst du einen etwas dunkleren Gloss in die Mitte deiner Lippen. Das macht sie voller.

Wenn du deinen Mund richtig betonen möchtest, machst du es am besten so:

Erst puderst du deine Lippen etwas ab oder tupfst etwas Grundierung auf sie, dann zeichnest du mit einem Konturenstift deinen Mund kräftig nach. Diese Konturen malst du mit einem Lippenstift in einer nur wenig helleren Farbe aus. Etwas farblosen Gloss drüber – fertig!

Wenn du schmale Lippen etwas größer wirken lassen möchtest, nimmst du einen Konturenstift und zeichnest damit den kleinen Lippenbogen in der Mitte der Oberlippe naturgetreu nach, dann ziehst du von den Mundwinkeln zur Mitte hin direkt über dem Lippenrand eine Konturlinie. Die Konturen der Unterlippe zeichnest du normal nach. Nun verwendest du deinen Lippenstift und füllst die Konturen aus. Etwas Lippenglanz lässt den Mund zusätzlich voller wirken.

Für die Party kannst du über die ausgemalten Lippen noch etwas Glitzer tupfen.

Trockene Lippen?

Wenn deine Lippen oft spröde sind, solltest du auf einen matten Lippenstift verzichten. Lippenstifte, die nicht glänzen sollen, enthalten weniger pflegende Öle und Fette und einen höheren Puderanteil. Deshalb können sie unter Umständen die zarte Haut der Lippen noch mehr austrocknen. Wenn aber matte Lippen gerade en vogue sind, kann es sein, dass du trotzdem nicht darauf verzichten möchtest. Dann kannst du dir so helfen: Gönn deinen Lippen vor dem Schminken eine Extra-Portion Fettpflege, die du ausgiebig einmassierst. Dann tupfst du die Lippen mit einem Kosmetiktuch ab und trägst den matten Lippenstift auf. Alternative: Normal feuchten Lippenstift verwenden, auf Kosmetikpapier abtupfen und etwas Transparentpuder darauf geben.

Wenn du morgens und abends deine Zähne geputzt hast, spül die Bürste gut aus und bürste auch deine Lippen noch etwas. Danach gut eincremen. Du kannst die Lippen auch mit einem feuchten Waschlappen massieren.
Damit werden kleine Hautschüppchen abgerubbelt und die Durchblutung angeregt.

EXTRA-TIPP

TALK ABOUT

3. SHINY HAIR

3. SHINY HAIR

> Die ultimativen Tricks und Tipps für tolles Haar

VIELE MÄDCHEN SIND UNZUFRIEDEN mit ihren Haaren. Sie möchten mehr Volumen, mehr Schwung, mehr Glanz. Damit Haar schön aussieht, muss es gesund sein. Nur wenn die äußere Schuppenschicht intakt ist, reflektiert das Haar das auftreffende Licht besonders hübsch – sprich: es glänzt und sieht sexy aus. Je kräftiger das Haar aus der Wurzel kommt, desto leichter bekommt es Fülle und Schwung.

Ob diese beiden Voraussetzungen erfüllt sind, hat auch mit deinem Körper zu tun: Nach neuesten Erkenntnissen wird die Nährstoffzufuhr stark von Hormonen beeinflusst – etwa von dem weiblichen Geschlechtshormon Östrogen. Die schönsten Haare bilden sich deshalb zwischen dem 20. und dem 35. Lebensjahr. Stress-Hormone, Alkohol, Nikotin und Zucker rauben den Haaren die Nährstoffe. Da der Körper in Mangelsituationen das Haar zuletzt versorgt, wird es an den Wurzeln geschwächt.

Auch übermäßiges Styling, falsche Pflege und strapaziöse Behandlungen setzen den Haaren zu. Deshalb haben übrigens viele junge Mädchen Haare, die ganz schön »alt« aussehen. Sie werden dünn, glanzlos und brüchig.

WAS FÜR EIN HAARTYP BIST DU?

> NORMALES HAAR ist elastisch und leicht frisierbar. Es glänzt und lässt sich leicht kämmen. Mit diesem Haar kann man so gut wie alles machen.

> FEINES HAAR sieht dünn aus und manchmal kraftlos. Es ist weich und formbar. Jedoch halten Frisuren in diesem Haar nicht lange.

> FETTIGES HAAR klebt oft in Strähnen zusammen, weil die Kopfhaut zu viel Haarfett bildet. Es muss häufig gewaschen werden und braucht eine unkomplizierte Frisur.

> TROCKENES HAAR ist meist kräftig, aber auch störrisch. Es hat eigenwillige Keratinfasern, die sich Frisierversuchen oft widersetzen. Da die Kopfhaut zu wenig Haarfett abgibt, sieht es trocken und glanzlos aus.

> SPRÖDES HAAR ist leicht aufgeraut. Das betrifft vor allem das untere Drittel und ist auf Überstrapazierung zurückzuführen. Das Haar muss leider erst einmal gnadenlos geschnitten und dann gepflegt werden, bevor man entscheiden kann, welche Frisur in Frage kommt.

> NATURLOCKEN sind fast immer kräftig – egal ob sie mehr gekraust sind oder eher in feinen Wellen fallen. An diesem Haar sollte am besten gar nicht viel frisiert werden, es sieht natürlich am schönsten aus.

Ob Rot, ob Blond, ob Braun ...

Die Haardichte hängt mit der Haarfarbe zusammen. Blonde haben meist zwar feine Haare, dafür aber mehr als alle anderen – bis zu 150 000 Stück nämlich. Rothaarige haben die wenigsten Haare – etwa 85 000. Ein gesundes Haar erneuert sich alle drei bis sechs Jahre und wird zwischen 36 und 72 Zentimeter lang, wenn man es wachsen lässt.

Das Haar wächst in drei Wachstumsphasen, wir haben immer unterschiedlich alte Haare auf dem Kopf. Etwa 85 Prozent unserer Haare befinden sich in der ersten Wachstumsphase, knapp 15 Prozent in der dritten, sie bereiten sich aufs Ausfallen vor.

Gesund bis in die Haarwurzeln

Eine gesunde Kopfhaut ist die Mutter des schönen Haarschopfes. Denn sie versorgt die Haarwurzeln mit allen Nährstoffen, die sie braucht. Feines brüchiges Haar wird durch gezielte Ernährung fester und fülliger. Die wichtigen Nährstoffe sind Zink (Fisch, Milchprodukte), Kieselsäure (Hirse) und Pantothensäure (Kartoffeln, Haferflocken). Der Mineralstoff Kalzium festigt auch die Haare, Knochen und Zähne – also deshalb keine Scheu vor einem Glas Milch, es stärkt die Haarstruktur

Ganz schön haarig

DAS EINZELNE HAAR BESTEHT WIE DIE HORNSCHICHT DER HAUT ODER DIE NÄGEL AUS ABGESTORBENEN ZELLEN, DEM SO GENANNTEN KERATIN. DAS HAARKERATIN SORGT DAFÜR, DASS DAS HAAR GLEICHZEITIG FEST UND ELASTISCH BLEIBT. UM EINEN ZIEMLICH DÜNNEN UND PORÖSEN KERN GRUPPIEREN SICH FASERBÜNDEL, DIE MIT EINER ART KITT VERBUNDEN SIND. ALS SCHUTZ DIENT DIE ÄUSSERE SCHUPPENSCHICHT, DIE AUS MEHREREN LAGEN BESTEHT. BIS ZU 150 000 HAARE KÖNNEN AUF EINEM EINZELNEN KOPF SPRIESSEN. PRO MONAT WÄCHST DAS HAAR UNGEFÄHR EINEN ZENTIMETER. IM SOMMER GEHT ES SCHNELLER ALS IM WINTER. DAS EINZELNE HAAR HAT EINE LEBENSDAUER VON ZWEI BIS SECHS JAHREN. DANN FÄLLT ES AUS.

von innen. Wenn du deine Ernährung umstellen willst, brauchst du drei bis sechs Monate Geduld, bis du die ersten »haarigen« Ergebnisse siehst.

DIE BESTE PFLEGE FÜR DEIN HAAR

Tägliche Haarwäsche ist heute mit sanften Pflegemitteln durchaus erlaubt. Nimm aber so wenig Shampoo wie möglich. Die meisten machen nämlich den Fehler, ihr Haar mit zu viel Shampoo zu überfordern. Experten raten übrigens von Babyshampoos ab. Sie sagen, spezielle Pflegeshampoos seien besser für unser Haar. Auf alle Fälle musst du immer das Shampoo ganz, ganz gründlich auswaschen. Übrig gebliebene Shampoospuren im Haar sorgen nämlich dafür, dass es nach dem Waschen glanzlos aussieht.

Fehlt es dem Haar an Feuchtigkeit, wird es ebenso trocken wie eine Wüste. Es braucht im Durchschnitt etwa 10 Prozent Feuchtigkeitsanteil um richtig schön auszusehen. Sonne, Blondierungen und Dauerwellen machen die Haaroberfläche löchrig, dadurch verdunstet Feuchtigkeit. Achte darauf, dass deine Pflegeprodukte beispielsweise Aloe vera,

Kokosmilch, Panthenol, Vitamin E und leichte Pflanzenöle enthalten, sie helfen die Speicher wieder aufzufüllen. Kalzium-Vitamin-Komplexe festigen das Haar und schützen es von außen – etwa vor Sonnenschäden. Ein Meeresmineralien-Mix belebt Haar und Kopfhaut und reguliert die Talgbildung.

Nasse Haare sind extrem empfindlich, denn durch das Waschen quellen die Haare auf. Deshalb solltest du sie besonders sanft behandeln und vor allem nicht unnütz daran herumzerren. Die dachziegelartig übereinander liegenden Haare haben sich geöffnet und legen sich erst wieder nach dem Trocknen glatt an. Am besten drückst du deine Haare nach dem Waschen mit einem angewärmten Handtuch nur kurz aus (nicht rubbeln!) und lässt es dann kurz an der Luft vortrocknen. Dann mit einem grobzinkigen Kamm auskämmen. Bei längerem Haar das Haar dabei immer oben festhalten, damit du nicht an der Wurzel zerrst.

GUT BEPACKT: SPÜLUNGEN UND MASKEN

Wenn das Haar eine Extraportion Pflege braucht, hilft eine Spülung oder eine Maske. Das ist empfehlenswert, wenn du Probleme mit dem Haar hast, es durch Sonne, Färben, Föhnen, Aufdrehen oder sonstige Prozeduren sehr strapaziert ist. Eine Spülung wird nach dem Waschen kurz ins Haar gegeben und dann – wie der Name schon sagt – wieder ausgespült. Eine Spülung pro Woche kann jedes Haar vertragen, damit es schön glänzt und sich leicht frisieren lässt.

Eine Haarkur oder Haarmaske soll das Haar nähren, es von kleineren Blessuren heilen und glätten (weswegen diese Produkte auch oft den Beinamen »Repair« tragen). Eine Maske hat eine festere Konsistenz und wird Strähne für Strähne ins Haar geknetet. Sie braucht längere Zeit zum Einwirken – mindestens eine viertel bis halbe Stunde, besser noch über Nacht. Du kannst eine Haarkur unterstützen, indem du dir Klarsichtfolie um den Kopf wickelst und darüber noch ein angewärmtes Handtuch gibst. Die Maske zieht mit der Wärme, die sich dann auf deinem Kopf entwickelt, besser ein. Danach solltest du dein Haar besonders gründlich auswaschen.

Welches Shampoo für welches Haar?

> FEINES HAAR: DU BRAUCHST EIN BESONDERS MILDES SHAMPOO UND EINES MIT PANTHENOL, DAS SCHON BEIM WASCHEN DAS HAARVOLUMEN UNTERSTÜTZT.

> LANGES HAAR: DIR TUT WAHRSCHEINLICH EIN SHAMPOO MIT VIELEN PROTEINEN FÜR STRAPAZIERTES HAAR GUT. IST DEIN HAAR FEIN, VERSUCH ES EINMAL MIT FRUCHTSÄURE-SHAMPOO.

> LOCKIGES HAAR: SOLLTE ÜBERHAUPT NICHT SO OFT GEWASCHEN WERDEN. LOCKEN BRAUCHEN SHAMPOO FÜR TROCKENES HAAR – ETWA MIT HONIG ODER WEIZENKEIMÖL.

> COLORIERTE HAARE: DAFÜR GIBT ES SPEZIELLE FARBSCHUTZSHAMPOOS. ZUM AUFFRISCHEN DER HAARFARBE GIBT ES COLOR-SHAMPOOS.

> FETTIGES HAAR: DU NIMMST AM BESTEN SPEZIELLES ANTI-FETT-SHAMPOO MIT KRÄUTERN ODER TEEBAUMÖL. DU KANNST DEINE HAARE WASCHEN, SOOFT DU WILLST. SIE WERDEN DAVON NICHT SCHNELLER FETTIG. DIE TALGDRÜSEN, DIE DAFÜR VERANTWORTLICH SIND, LIEGEN IN DER HAUT.

> SCHUPPIGES HAAR: ANTI-SCHUPPEN-SHAMPOOS SIND SEHR WIRKUNGSVOLL. VIELLEICHT BESORGST DU DIR EINES IN DER APOTHEKE MIT DEM WIRKSTOFF KETOCONAZOL ODER SALICYLSÄURE. DAMIT WIRD EIN HAUTEIGENER PILZ AN DER VERMEHRUNG GEHINDERT UND DIE SCHUPPEN EINGEDÄMMT.

DAS RICHTIGE STYLING

Grundsätzlich gibt es heute eine Vielzahl von Stylingprodukten, unter denen du dir das aussuchen kannst, das verspricht, was du erreichen möchtest.

Willst du mehr Volumen ins Haar, solltest du beim Stylen einen Bogen um Produkte machen, die Fette, Öle oder Wachse enthalten. Wenig davon benutzen, ein mandarinengroßer Klecks genügt, von unten in die Spitzen kneten und kopfüber fönen. Gibst du das Präparat ins nasse Haar, brauchst du mehr, im vorgetrockneten weniger. 100 Prozent mehr Volumen bringt eine Ansatzwelle.

> HAARSPRAY fixiert.
> HAARLACK bringt Festigkeit und Glanz.
> WET-GEL lässt das Haar nass aussehen.
> HAARGEL bringt Form ins Haar.
> HAARSCHAUM festigt.
> HAARWACHS lässt stehende Strähnen und Hörnchen entstehen.

Massagen mit Aroma-Ölen – etwa Lavendel, Rosmarin, Rose oder Pfefferminz – regen trockene Kopfhaut an, mehr Talg zu bilden. Gib einige Tropfen auf die Kopfhaut, setz alle zehn Finger gespreizt auf deinen Kopf und massiere die Haut in kleinen kreisenden Bewegungen.

KLEINE KOPFMASSAGE GEFÄLLIG?

UNTERSCHIEDLICHE HAARPROBLEME

Typ Fliegende Haare

Wenn deine Haare oft fliegen, fehlt es ihnen an Feuchtigkeit. Normalerweise – so sagen Experten – beträgt der Feuchtigkeitsgehalt der Haare 15 Prozent. Durch trockene Luft oder falsche Behandlung sinkt der Anteil der Feuchtigkeit. Die Haare heben bei der geringsten Reibung ab wie elektrisiert. Dem kannst du akut mit Feuchtigkeitsspray abhelfen. Darin ist weder Öl noch Fett enthalten, die sich schwer ans Haar hängen können. Wichtig ist es für dich auch, dass du das richtige »Werkzeug« benutzt: Kämme aus echtem Horn, Kautschuk oder Holz und antistatisch wirkende Bürsten.

Typ Feine Haare

Aus feinen Haaren werden niemals kräftige, dicke werden, was auch immer dir die Werbung verspricht. Mach einen Bogen um alles, was dein Haar schwer macht. Dazu gehören reichhaltige Pflege- und Stylingprodukte mit Ölen. Natürliche Feuchtigkeit garantiert der Wirkstoff Panthenol. Er lagert sich in den Haaren ein, sorgt für Glanz und zumindest optisch für mehr Volumen. Aminosäuren in Haarspülungen stärken die Haare, ohne sie niederzudrücken. Es gibt inzwischen auch Haarschaum, der nach dem Waschen in die Haare eingeknetet wird und ihnen mehr Volumen gibt. In die Spitzen geben, auch den Haaransatz nicht vergessen.

Typ Fettige Haare

Wenn du fettige Haare hast, kannst du dies von außen kaum beeinflussen. Denn fettige Haare sind genetisch beziehungsweise hormonell bedingt. Du kannst sie aber recht häufig mit einem milden Spezialshampoo waschen. Das kann Kräuterextrakte enthalten, die am Haarschaft wie eine Fettbremse wirken sollen. Hauptsache ist aber, dass du keine Produkte verwendest, die noch zusätzliches Fett enthalten. Shampoos mit Fruchtsäuren glätten gleichzeitig die Schuppenschicht. Hast du dagegen spröde Haare, verteile zusätzlich eine Spülung in den Haarspitzen (nicht im Ansatz!).

Typ Widerspenstige Krause

Besonders krauses Haar wächst viel unregelmäßiger und dreht sich auch schon mal dabei um die eigene Achse (vor allem wenn du afrikanische Gene hast). Es kann viel mehr Fett aufnehmen als anderes Haar ohne dabei fettig auszusehen, ja, es macht fast den Eindruck, als könne es gar nicht genug Fett und Feuchtigkeit bekommen. Doch es bricht leicht ab und ist mit dem Föhn überhaupt nicht glatt zu bekommen. Die wilde Krause braucht eine Extra-Portion Pflege. Nimm zum Waschen ein mildes Shampoo und gönn deinem Haar öfter eine reichhaltige Haarkur. Zum Stylen brauchst du spezielle Präparate, die du vor dem Trocknen in die Spitzen knetest. Nimm keine herkömmlichen Wet-Gels. Die sehen nach dem Trocknen weiß auf deinem Haar aus.

Typ Lockenkopf

Egal ob Naturlocken oder Dauerwelle, zunächst muss einmal ein guter Schnitt her. Ideal ist ein Stufenschnitt, denn dann locken sich die Locken besser und die Haare hängen nicht wie ein Zelt herunter. Nach dem Waschen entwirrst du die Haare mit einem grobzinkigen Kamm, vorsichtig, denn dabei kannst du viele Haare herausreißen! Nimm einen Qualitätskamm aus Horn oder Holz dafür. Bei den Spitzen beginnen, dann Stück für Stück nach oben arbeiten. Nicht zerren. Beim Föhnen nicht zu sehr herumwuscheln, das zieht die Locken unschön auseinander (ist auch eine Unsitte von Frisören). Wuscheln kannst du die Haare, wenn sie trocken sind und prima aussehen. Wenn sich die Locken nicht kringeln wollen, hilft Kneten mit Styling-Produkten oder Locken-Spray. Extrakte aus Leinsamen, Akazie, Hopfen und schwarzem Tee halten widerspenstige Locken in Zaum. Feuchtigkeitspackungen, die Panthenol, Vitamin E und Ceramide enthalten, sind auch für lockige und krause Haare eine Wohltat.

Feuchtigkeitssprays sind für zwischendurch prima. Sie werden auf das Haar gesprüht, der feine Nebel sorgt dafür, dass sich die Haare wieder kringeln. Trockne deine Haare, sooft es geht, an der Luft oder nütz die sanfte Föhndusche.

Hilfe, mein Kopf juckt

Manchmal bringen Stress oder hormonelle Veränderungen auch die Kopfhaut aus dem Gleichgewicht. Die abgestorbenen Hautzellen werden dann schneller und in Klümpchen ans Tageslicht befördert – wir nennen das Schuppen. Versuch dir eine Ruhepause zu verschaffen, damit die Kopfhaut sich beruhigen kann. Die Schuppen bekämpfst du mit einem milden Antischuppen-Shampoo. Essenzen mit Weizenkeimöl pflegen trockene Kopfhaut und bekämpfen den Juckreiz. Auch Pflanzenwirkstoffe wie Huflattich, Zitronenmelisse und Thymian lindern das unangenehme Jucken. Darüber hinaus gibt es Kurshampoos, die die empfindliche Kopfhaut vor Bakterien schützen und die Zellteilung regulieren sollen. Wenn das alles nichts nützt, hast du vielleicht eine Allergie, eine Schuppenflechte, ein Ekzem oder Pilze und solltest einen Hautarzt um Rat fragen.

Wie schädlich sind Dauerwellen wirklich?

UM EHRLICH ZU SEIN: ÜBER FAST ALLE HAARPROZEDUREN IST DEIN HAAR NICHT BESONDERS BEGEISTERT. ES IST NÄMLICH EIGENTLICH SEHR KONSERVATIV UND MAG ES AM LIEBSTEN NATÜRLICH. DOCH IM GEGENSATZ ZU FRÜHER, WO MAN SICH MIT DAUERWELLEN GLATT DIE HAARE KAPUTTMACHEN KONNTE, SIND DIE NEUEN WELLEN SEHR SCHONEND – VORAUSGESETZT, SIE WERDEN VOM FRISÖR FACHGERECHT GEMACHT. DIE NEUEN WELLEN SCHLEUSEN GLEICH PFLEGENDE UND AUFBAUENDE STOFFE MIT INS HAAR UND ES WIRD LÄNGST NICHT MEHR SO ANGEGRIFFEN. DENNOCH BLEIBT ES DABEI: UM DAS HAAR DERART UMZUFORMEN, MUSS IN DIE NATÜRLICHE STRUKTUR EINGEGRIFFEN WERDEN. DAS WIRD ENTWEDER MIT EINER SAUREN ODER EINER ALKALISCHEN SUBSTANZ ERREICHT. LETZTERE SOLL SCHONEND, ABER NICHT SO LANGLEBIG SEIN. ZWEI WOCHEN NACH DER DAUERWELLE BRAUCHT DAS HAAR BESONDERE SCHONUNG: KEINE WEITEREN CHEMISCHEN BEHANDLUNGEN, MÖGLICHST KEINEN FÖHN, KEINEN LOCKENSTAB UND KEINE HEISSEN WICKLER. AM BESTEN BENUTZT DU EINE PFLEGESERIE SPEZIELL FÜR DAUERGEWELLTES HAAR.

Hilfe bei Spliss und Haarausfall

Wenn die Haare auf die Schultern fallen, kann es sein, dass sie sich zu spalten beginnen. Da ist es am wirkungsvollsten, immer wieder leicht die Spitzen zu schneiden – auch wenn das Haar wachsen soll. Vom Zusammenschmelzen der Haarspitzen (heiße Schere) ist abzuraten. Das ist Stress für die Haare. Besser: Spitzen mit Spezial-Anti-Spliss-Präparaten pflegen.

Wenn du deine Haare mal länger nicht gewaschen hast, bekommst du wahrscheinlich einen tierischen Schrecken, wenn du anschließend nach dem Auskämmen die Haare im Kamm siehst. Doch keine Panik: Ein gewisser Haarausfall pro Tag ist völlig normal. Man sagt, hundert Stück am Tag dürfen es sein. Wenn du lange Haare hast, sieht es natürlich auch nach viel mehr aus als bei kurzen Haaren. Haare haben ihren eigenen Lebensrhythmus. Etwa 85 Prozent von diesem Haarschopf ist »am Wachsen«, während gleichzeitig 2 Prozent in der Übergangsphase sind und neue von unten nachschieben. Es gibt jedoch gerade bei Frauen Zeiten, in denen vermehrt Haare ausfallen: Das kann bei seelischem Stress passieren, nach einer fiebrigen Infektion, nach Radikaldiäten (an die Zeitverzögerung denken – Haarausfall tritt immer etwas später auf) und nach der Geburt eines Babys. Wenn dir dein Haarausfall zu stark erscheint, kannst du eine Haarsprechstunde in einer dermatologischen Klinik aufsuchen.

SO KOMMT GLANZ IN DEIN HAAR

> *Bürste deine Haare vor dem Waschen besonders gründlich aus. Mit dem Shampoo solltest du ganz sparsam umgehen, meist reicht schon ein kleiner Klecks aus, um das Haar gründlich zu reinigen. Nach der Haarwäsche gründlich ausspülen. Wenn das Haar nach der Wäsche glanzlos bleibt, liegt das oft daran, dass noch Reste des Haarwaschmittels darin sind.*

> *Verwende eine Pflegeserie mit Pflanzenwirkstoffen. Die geben dem Haar Glanz zurück. Als besonders glanzfördernd hat sich die Mango erwiesen. Sie enthält Zitronensäure und Flavonoide.*

> *Föhne deine Haare nicht zu heiß! Die Wärme strapaziert das Haar und mit sanfter Temperatur wird es auch trocken. Der richtige Abstand zum Föhn beträgt etwa 20 Zentimeter. Nie zu lange an einer Stelle föhnen. Das Wärme muss auch abdampfen können, sonst trocknet das Haar aus. Schaumfestiger und Föhnlotionen schützen das Haar zusätzlich vor Überhitzung.*

> *Nimm nie zu viel Schaumfestiger. Es reicht meist ein Klacks, der etwa so groß ist wie eine Klementine. Mehr Schaum lässt das Haar nur verklebt, glanzlos und schwer aussehen. Das gilt auch für Haargloss und Glanzspray. Zu viel davon macht das Haar schwer und fettig.*

> *Das Bürsten-Föhn-System gibt deinem Haar mehr Stand und Fülle. Dazu wickelst du eine Strähne auf eine Bürste, föhnst sie*

etwas und lässt die Bürste drin. Mit einer zweiten und dritten verfährst du genauso und beginnst dann wieder mit der ersten. So können immer zwei Strähnen auskühlen und dabei Form und Glanz gewinnen. Wenn du Locken hast, stell den Föhn auf halbe Kraft oder benutz einen Diffusor-Aufsatz, der wenig Wind macht.

> *Eine Tönung bringt Glanz. Wenn du deine Haarfarbe ein wenig verändern willst, kannst du sie um eine Nuance auffrischen. Die Tönung umhüllt das Haar für eine Weile mit einem Pflegefilm. Du kannst es auch mit Farbfestiger oder Hennaprodukten probieren.*

> *Wenn du schwimmen warst, spüle dein Haar unbedingt sehr gründlich aus. Meer- und Chlorwasser strapazieren das Haar. Du kannst auch vorher eine schützende Haarlotion einmassieren. Auch in der Sonne brauchen deine Haare einen Extra-Schutz.*

> *Wenn du dir gerade die Haare wachsen lässt, müssen regelmäßig die Spitzen geschnitten werden. Das beseitigt Spliss und gibt mehr Volumen.*

> *Hör auf deine Haare zu quälen. Wer ständig an ihnen herumzwirbelt, sorgt dafür, dass sie sich schneller spalten und splissen. Auch ewiges Hochbinden mit einem Gummiband ist tabu!*

> *Misch dir eine Spülung: In einen Viertelliter kühles Wasser gibst du 1 EL Obstessig und den Saft einer halben Zitrone hinein. Über das feuchte, gut ausgewaschene Haar gießen und kurz nachspülen. Sanft trocknen. Oder: 1 EL Zitronensaft mit einer Tasse Wasser verdünnen und damit das Haar spülen (als letzte Spülung übers Haar gießen). Die Fruchtsäuren schließen die Schuppenschicht um den Haarschaft.*

> *Für einen schönen Abend kannst du dir auch Goldpuder ins Haar stäuben.*

> *Haar-Gloss, Glanz-Gel, Shining-Produkte und Co geben deinem Haar auch Glanz. Möglich machen das wasserlösliche Silikone, Perlglanzpigmente mit Fluoreszenzeffekt, Mikrokristalle oder Goldstaubpartikel. Sparsam verwenden, sonst erreichst du den gegenteiligen Effekt.*

Glanzkiller

> HITZE

Zu viel Wärme macht die Haare stumpf. Deshalb nie länger als drei Sekunden an einer Stelle föhnen. Lockenstab nur zwei- bis dreimal die Woche verwenden.

> ZU VIEL SONNE

Haare mit speziellen Produkten schützen.

> BLONDIERUNGEN UND DAUERWELLEN

Sie verändern den pH-Wert des Haares und schädigen die äußere Schuppenschicht. Saure Spülungen gleichen aus.

> UNGEEIGNETES WASCHZEUG

Billige Kämme mit Schweißnähten und Bürsten ohne Noppenschutz sind Gift für das Haar, sie rauen seinen Keratinmantel auf.

> KALKHALTIGES WASSER

Es hinterlässt wie in der Waschmaschine einen Grauschleier. Gegenmittel: Spülung mit Essig- oder Zitronenwasser.

WELCHE FARBE DARF ES HEUTE SEIN?

Bis vor einigen Jahren wollte es keine gewesen sein ... Weibliche Wesen, die sich die Haare färbten, leugneten dies heftigst. Welche »Naturblondine« wollte schon als Brünette entlarvt werden? Heute ist das Bekenntnis zur Farbe absolut hip: Noch nie haben Mädchen und junge Frauen so mit viel Hingabe und Experimentierlust die Farbe ihrer Haare gewechselt. Vor allem Rot, Pink und Violett haben es vielen angetan. Auch halb herausgewachsen finden viele die Farben bzw. den Farbmix noch toll. Bei den neuen Colorationen werden oft mehrere Töne bunt miteinander gemischt oder nur bestimmte Teile des Kopfes gefärbt – etwa der Nacken, das sieht noch frecher aus. Noch nie war auch die Auswahl der Colorationsmittel für zu Hause so groß. Sie färben und pflegen gleichzeitig.

Kleine Färbelehre

> TÖNUNGSSHAMPOOS bewirken eine ganz leichte Tönung. Sie enthalten eine kleine Portion Farbpigmente und werden vom nassen, leicht aufgequollenen Haar schnell angenommen. Die Einwirkzeit beträgt 10 Minuten. Wenn die Haare wieder trocknen, glättet sich die Schuppenschicht und schließt dabei die Farbstoffe in die Oberfläche ein. Die natürliche Haarfarbe lässt sich damit nur leicht verändern. Doch sie sieht frischer aus und das Haar glänzt schön. Die Tönung light wäscht sich recht schnell wieder aus.

> ONE-NIGHT-MOUSSE verteilst du auf die trockenen Haare. Die Farbe legt sich wie Wimperntusche oberflächlich um die Haare. Du kannst damit jede Farbe auf deinen Schopf zaubern – egal wie deine eigene Haarfarbe aussieht. Bei der nächsten Wäsche ist die Farbe wieder weg.

> TÖNUNGEN sind schon etwas farbintensiver. Doch auch sie dringen nicht direkt in die Haare ein, sondern legen sich wie ein Mantel um das Haar. Die Haare werden schön glatt und glänzen ganz besonders toll. Nach einigen Haarwäschen geht die Farbe wieder raus, der alte Farbton ist wieder da. Mit einer Tönung kannst du deine Haare um zwei oder drei Farbnuancen dunkler machen, aufhellen funktioniert nicht. Tönungen gibt es in flüssiger Form oder als Schaum.

> INTENSIVTÖNUNGEN öffnen die Schuppenschicht der Haare, damit sich Farbpigmente einlagern können. Damit kannst du deine natürliche Haarfarbe intensivieren und dunkler machen. Auch graue Haare werden durch eine intensive Tönung überdeckt. Aufhellen kannst du deine Haare nicht damit. Sie müssten erst entfärbt werden. Nach etwa zwei Monaten ist die Farbe wieder ausgewaschen.

Es gibt seit einiger Zeit eine Tönung, die du mit einem so genannten Remover wieder entfernen kannst, beispielsweise wenn du schnell wieder Lust auf etwas Neues hast. Der Remover arbeitet vor allem mit Vitamin C (Zitronensaft in natura macht ja auch die Haare heller, das gleichzeitig die Haarstruktur stärkt.

> COLORATIONEN färben die Haare dauerhaft. Hier handelt es sich also um die klassische Färbung. Sie kann nicht mehr entfernt werden, sondern muss mit den Haaren rauswachsen. Die Schuppenschicht der Haare wird geöffnet, Farbstufen als winzige ungefärbte Partikel rutschen hinein. Mit dem Oxidationsmittel Wasserstoffperoxid entwickeln sie sich dann zur eigentlichen Haarfarbe. Der Effekt: Jede dunklere Nuance ist möglich, aber auch Aufhellen, allerdings nur um zwei bis drei Stufen. Graue Haare verschwinden komplett. Nach zwei bis vier Wochen – je nachdem wie schnell die Haare wachsen – sieht man die Ansätze, dann muss nachgefärbt werden.

> FARBSTRÄHNEN sind für alle diejenigen, die sich nur ein bisschen trauen oder etwas Farbspiel in die Haare bringen wollen. Hierfür muss meist auch richtig gefärbt werden, infolgedessen muss die Farbe mit den Haaren auch richtig rauswachsen. Strähnchen selber zu machen ist recht mühsam. Es gibt allerdings auch Strähnchenkämme und was du sonst noch zum Strähnchenfärben für zu Hause brauchst.

> NATURPRODUKTE ZUM HAARFÄRBEN gibt es auch: Ihre speziellen Farbstoffe entwickeln sich unter Einfluss von Sauerstoff und bringen grauen Haaren ihren alten natürlichen Farbton wieder. Sie sind besonders schonend. Mit jeder Anwendung wird die Farbe intensiver. Und die Farbansätze sind weicher als bei chemischer Färbung. Leider funktioniert dieses Naturwunder nicht immer: Bei naturroten Haaren, blondierten, gesträhnten und gefärbten Haaren musst du doch zu den chemischen Varianten greifen.

Beim Blondieren werden dem Haar die Pigmente entzogen. Das Haar wird vorher aufgeweicht, dann komplimentiert man die natürlichen Farbstoffe hinaus. Wer will, kann es danach färben. Mit einer Heimblondierung schaffst du es, dein Haar etwa bis zu fünf Stufen heller zu machen. Eine neue Möglichkeit, das Haar heller zu bekommen, sind Aufheller, die das Haar um einige Nuancen erblonden lassen und ihm gleichzeitig eine neue Farbe verpassen.

Pflanzenfarben enthalten vor allem natürliche Inhalts- und Farbstoffe – etwa Henna, Indigo oder Walnuss. Sie glätten das Haar, geben ihm Glanz und Fülle. Allerdings bekommst du mit ihnen keinen helleren als deinen Naturfarbton hin. Sie funktionieren auch bei grauen Haaren nicht. Doch je häufiger du sie anwendest, um so intensiver wird der Farbton.

Die Pflanzenfarben sind recht umständlich anzuwenden, die Prozedur dauert lange und kann – je nachdem wie penibel du arbeitest – in eine echte Sauerei ausarten. Je nach Haarqualität kann das Ergebnis auch etwas scheckig ausfallen. Am sichersten ist es, wenn es der Frisör macht.

Wenn du zu Hause färben willst

> Wie du die Farbe sicher auswählst: Wir neigen dazu, unsere Haarfarbe dunkler einzuschätzen, als sie wirklich ist. Deshalb kann das Ergebnis etwas anders ausfallen als erwartet, es wird dir vielleicht zu intensiv. Am besten vergleichst du vor der Auswahl dein Haar mit der Farbkarte des Herstellers.

> Willst du dein Haar richtig färben oder blondieren, fängst du am besten zur Sicherheit am Hinterkopf an. Hier sind die Haare nämlich am gesündesten. Ausgeblichene Haarspitzen und die feinen Härchen an Stirn und Ohren immer zuletzt behandeln. Poröse Spitzen nehmen nämlich die Farbe schneller an und dann sieht das Haar schnell scheckig aus. Wenn du dein Haar tönen willst, behandelst du erst Strähnchen für Strähnchen die Haaransätze, nach der vorgeschriebenen Einwirkzeit ziehst du die Farbe mit einem Kamm bis in die Haarspitzen durch und lässt es noch ganz kurz einwirken.

> Einmal angemixte Mixturen musst du sofort verbrauchen. Was zu viel ist, schüttest du am besten gleich weg. Hast du lange Haare, brauchst du wahrscheinlich zwei Packungen.

> So machen es die Profis: Damit die Haut an den Haarrändern keine Farbe abbekommt, wird sie mit Fettcreme bestrichen und mit einem Watteband versehen. Wenn du mit der Farbe kleckerst, musst du die Flecken sofort wegmachen, auch auf dem Waschbecken. Du schützt dich am besten auch mit einem Plastikumhang, denn auf Textilien bleiben Flecken auch beim Waschen bestehen. Bei der Farbarbeit unbedingt Handschuhe anziehen.

> Hotline für Notfälle: Fast alle Hersteller haben Notfalltelefone eingerichtet, wo du anrufen kannst, wenn gerade etwas schief geht oder danebengegangen ist. Ist dein Haar beispielsweise gelb statt blond geworden, hast du die Farbe zu früh ausgewaschen. Verwendest du jetzt eine Schaumtönung in Silber, kannst du das Unglück mildern. Hast du zu intensiv getönt – diese Überraschung erlebt man vor allem bei Rottönen –, verwendest du am besten eine Nachtönung in deiner eigenen Naturfarbe.

Pflegetipps für Farbhaare

> Waschen: Wenn du gefärbte Haare hast, solltest du ein spezielles Shampoo verwenden. Denn es glättet die aufgeraute Schuppenschicht deiner Haare. Dafür sorgen so genannte kationische Polymere. Ihre Wirkung: Kaputte Stellen an den Haaren sind negativ geladen, die Pflegestoffe dagegen positiv. Sie reichern sich an den defekten Stellen an und gleichen sie aus. Alles, was überschüssig ist, wird wieder ausgewaschen.

Intensivkuren sind für coloriertes Haar ebenfalls zu empfehlen. Die Wirkstoffe – Keratinverbindungen, Seidenproteine, Panthenol oder natürliche Öle – verbinden sich mit dem Haar, machen es glatt und glänzend, indem sie sich wie ein Schutzfilm um das Haar legen. 30 Minuten Einwirkzeit sind dafür ein Muss. Am besten wickelst du dir eine Folie um den Kopf und gibst noch ein Frotteehandtuch darum. So genannte Flüssighaar-Pflege (Liquid Hair) wird nach dem Waschen ins handtuchtrockene Haar gegeben, dann wird wie gewohnt geföhnt. Durch die Wärme soll sich ein gehärteter Schutzfilm bilden, der sogar die nächste Haarwäsche übersteht.

> Hin und wieder kannst du auch Farbglanz-Shampoos verwenden. Sie beleben die Haarfarbe. Meist enthalten diese Pflegeshampoos Pflanzenwirkstoffe – Kamille, Henna oder Walnuss. Farbglanz-Kuren sollen gleichzeitig die Haarfarbe noch etwas auffrischen. Wie auswaschbare Tönungen enthalten sie eine kleine Menge Pigmente, die sich um die Haare legen sollen. Die Haare sehen danach einfach gesünder aus. Den stärksten Glanzeffekt bringen Rottöne. Farbschaumfestiger wird nach dem Waschen in die Haare geknetet. Glanzsprays verteilen einen feinen Nebel über das Haar, er glänzt wie Lack.

DER REISS-TEST

Um zu sehen, wie strapaziert dein Haar ist, kannst du den Reiß-Test machen. Ein gesundes Haar lässt sich im trockenen Zustand um etwa ein Drittel seiner Länge dehnen, bevor es reißt. Je schneller dein Haar entzweigeht, desto mehr Pflege solltest du ihm gönnen. Dauerwelle und Colorationen ersparst du ihm besser vorerst.

> Wenn du deine Haare föhnst, solltest du dies mit so wenig Hitze wie möglich machen. Denn Hitze strapaziert die Haare sehr. Je mehr Puste dein Föhn hat, desto schonender ist er. Es gibt sogar schon eine neue Föhn-Generation, die ihre Hitze automatisch reguliert, je nachdem wie trokken dein Haar ist. Coloriertes Haar sollte nicht allzu sehr mit Sonnenstrahlen in Verbindung kommen. Sie hellen sonst auf und werden glanzlos. In der Sonne verwendest du am besten Pflegeprodukte mit Lichtschutzfaktor.

DEIN HAAR ISST MIT

Auch Ernährung spielt für schöne Haare eine ganz wichtige Rolle. Einseitiges Essen schlägt vor allem auf das Volumen. Daran kann ein Vitamin- und Mineralstoffmangel schuld sein. Aber – so glauben Experten – auch unregelmäßiges Essen, insbesondere zu lange Abstände zwischen den Mahlzeiten – machen dem Haar zu schaffen, weil sie ihm wichtige Stoffe nur schubweise zuführen. Wenn oft mehr als vier Stunden zwischen den einzelnen Mahlzeiten vergehen, fehlt dem Haar Energie, es wird brüchig und stumpf. Also zwischendurch immer mal ein Stück Obst essen und keine Mahlzeit auslassen.

Wichtig ist, dass im Essen viel Zink, Biotin und Folsäure enthalten sind. Zink ist beispielsweise an der Bildung von Keratin beteiligt, einem der wichtigsten Bestandteile von Haut, Haaren und Nägeln. Das Spurenelement steckt in Rind- und Schweinefleisch, Roggen- und Weizenkeimen, Eiern, Käse und Meeresfrüchten. Folsäure steckt vor allem in grünem Gemüse.

Wenn deine Haare schlapp herunterhängen, stumpf sind oder immer dünner werden, liegt das nicht selten an der Ernährung. Eine Studie der Uni in Boston zeigte, dass bestimmte Vitamine und Spurenelemente schwächelnde Haarwurzeln dazu bringen können, sich wieder fit zu machen. Der optimale Mix: 75 Milligramm Vitamin C, 100 Mikrogramm Biotin, je 15 Milligramm Eisen und Zink sowie 300 Mikrogramm Folsäure pro Tag. Das bekommst du, wenn du viel Blattgemüse, Obst, Milch, Soja- und Vollkornprodukte isst. Wenn du dich vegetarisch ernährst, brauchst du besonders viel Eiweiß. Das steckt beispielsweise in Soja, Haferflocken und Milchprodukten. Vegetarier neigen außerdem zu Eisenmangel – was ebenfalls das Haarwachstum beeinträchtigen kann.

WIE VIEL FRISÖR BRAUCHT DAS GIRL?

Kennst du den?

Wer sind die wichtigsten drei Männer im Leben einer Frau? Ihr Gynäkologe, ihr Zahnarzt und … ihr Frisör!

Das Verhältnis von Mädchen und Frauen zu dem Frisör ihres Vertrauens ist ein fast intimes. Vorausgesetzt die Chemie und die Ergebnisse stimmen.

Und wie findest du den richtigen Frisör? Erst einmal solltest du dir überlegen, was du überhaupt von deinem Traumfrisör erwartest. Soll er dir laufend von neuen Trends erzählen und ein entsprechendes Styling vorschlagen oder soll er lieber etwas bodenständig sein und dich klassisch beraten? Legst du auch Wert darauf, dass es im Salon eher trendy zugeht und er schick gestylt ist? Oder magst du lieber deine Ruhe haben und selbst sagen, wo es langgeht? Hast du spezielle Probleme, für die der Frisör Lösungen finden muss? Oder geht es dir darum, dass er möglichst preiswert arbeitet? Willst du auch längerfristig deinen natürlichen Typ pflegen oder lieber öfter eine völlig neue Frisur? Soll er vor allem gut schneiden oder andere Dinge gut können?

Wenn du weißt, was du willst, solltest du dich umhören. Die Mund-zu-Mund-Propaganda funktioniert meist noch am besten. Im Normalfall ist das erste Beratungsgespräch kostenlos. Besser fragst du aber vorher nach. Beim ersten Besuch solltest du vielleicht noch keine großen Wagnisse eingehen, sondern erst einmal schauen, ob dir das Ambiente, die Angestellten und die Umgangsweise gefällt. Hört dein Berater/deine Beraterin gut zu, was du möchtest? Werden deine Stilwünsche berücksichtigt? Oder versucht man dir etwas aufzuschwatzen? Du musst natürlich auch selbst deutlich sagen, was du willst oder was du nicht willst, denn Gedanken lesen kann ein Frisör oder eine Frisörin natürlich auch nicht.

Wenn etwas schief gelaufen ist, solltest du versuchen das sachlich vorzubringen, denn du solltest einerseits deinen Ärger nicht hinunterschlucken, andererseits deinem Gegenüber aber auch die Möglichkeit lassen, sich nicht in den Schmollwinkel zurückzuziehen, sondern seine Fehler wieder auszumerzen. Meist lassen sich Patzer wieder ausbügeln – wenn beide Seiten es wollen.

SCHÖNHEITSREZEPTE AUS DER NATUR FÜR DIE HAARE

Sommer-Kur

Wenn das Haar durch Wind und Sonne angegriffen ist, hilft eine Olivenöl-Packung: 1 EL Olivenöl und 1 EL Mandelöl mit 1 EL Zitronensaft, 1 EL Honig und einem Eigelb gut verrühren, kräftig in die Haare einmassieren, eine Bahn Alufolie um den Kopf wickeln, ein angewärmtes Handtuch darum schlingen. In der Wärme entfalten sich die Wirkstoffe besser. Am besten über Nacht einziehen lassen, wenigstens aber eine halbe Stunde, mit Shampoo auswaschen und ganz besonders gründlich ausspülen.

Süßer Sirup

230 g braunen Zucker mit knapp einem halben Liter stillen Wasser (kann ruhig Leitungswasser sein) in einem emaillierten Topf erhitzen, abschäumen, dickflüssige Masse in einem Schraubglas im Kühlschrank abkühlen lassen. Diesen Sirup massierst du dir in die Haare ein. Dann 20 Minuten einwirken lassen, Kopf am besten in ein warmes Handtuch wickeln. Anschließend gut ausspülen und Haare wie gewohnt waschen. Das baut strapaziertes Haar wieder auf.

Dieses Rezept eignet sich auch für eine Gesichtsmassage. Zunächst das Gesicht mit Sesamöl abreiben, sanft die Zuckermasse massieren und sorgfältig abspülen. Der Zucker soll die raue Haut pflegen und leicht antiseptisch wirken.

Zitronen-Kur

Den Saft einer halben Zitrone in einen halben Liter Wasser gießen und damit die gewaschenen Haare spülen. Mit reichlich Wasser – am besten fast kalt – nachspülen. Noch intensiver: Ein Ei in eine Tasse Milch schlagen, dazu 1 Teelöffel Zitronensäure aus der Apotheke, den Saft einer halben Zitrone und 1 Esslöffel Kokosnussöl mischen.

Tunesischer Lavastein

Er heißt Tfal und kommt aus Tunesien. Der Lavastein wird dort zum Haarewaschen verwendet. Er löst sich in Wasser auf, entfernt Schmutz und Fett ganz sanft und macht keine unnötige Schaumschlägerei auf dem Kopf. Lavastein eignet sich für Allergiker und Empfindliche. Außerdem bekommt das Haar einen wunderbaren Glanz. Lavasteine gibt es im Bioladen.

Rhassoul

Auch diese Reinigungserde – das Geheimnis der Frauen aus 1001 Nacht – stammt aus Nordafrika. Mit Wasser gemischt, saugt Rhassoul Fett- und Schmutzpartikel auf. Die Haare werden ohne Schaum sauber. Endergebnis: Flaumweiches, seidiges Haar.

Ingwer-Sesam-Öl für eine Kopfmassage

Ein kleines frisches Stück Ingwerwurzel schälen und durch die Knoblauchpresse drücken (das geht manchmal ziemlich schwer, wenn der Ingwer eher faserig ist), Ingwer anschließend durch ein Teesieb streichen. Den abgehenden Saft mit der gleichen Menge Sesam-Öl verrühren, vor der Haarwäsche gründlich in die Kopfhaut einmassieren, einige Zeit einwirken lassen, dann gründlich ausspülen und Haare wie gewohnt waschen. Das soll das Haarwachstum aktivieren und die Kopfhaut pflegen.

Kokos gegen sprödes Haar

Eine Kokosmilch-Spülung bringt Glanz ins Haar: Ein großes Glas frische Kokosmilch nach dem Waschen über das Haar gießen, Milch in einer Schüssel wieder auffangen und noch einige Male über die Haare gießen, nicht auswaschen.

Bei trockenem Haar ab und zu etwas Kokosöl in die Haarspitzen kneten.

Eine Haarmaske mit Kokos bringt noch mehr: 1 EL Kokosöl in 3 EL Sahne auflösen, ins feuchte Haar kneten und eine halbe Stunde unter einem vorgewärmten Handtuch einziehen lassen, gründlich ausspülen. In vielen Haarprodukten zum Kaufen ist Kokosmilch oder Kokosöl enthalten.

TALK ABOUT

4. BODY TOUCH

4. BODY TOUCH

> Alles, was deinen Körper fit und sexy macht

UNSER KÖRPER … wir tun meist so, als wäre er nur eine Hülle, in der wir uns »irgendwie« befinden. Was für ein Irrglaube: Unser Körper – das sind wir!!! Körper und Seele sind untrennbar miteinander verbunden, das eine beeinflusst das andere. Sich physisch und psychisch in der eigenen Haut wohl zu fühlen ist die Grundvoraussetzung für Gesundheit und Ausstrahlung, und zwar völlig unabhängig davon, wie wir aussehen. Deswegen sollten wir unseren Körper ausgiebig hegen und pflegen, ihn duschen, baden, mit Cremes und Düften verwöhnen.

DER SPIEGEL – DEIN FEIND UND HELFER

Viele Mädchen und Frauen verbringen Stunden vor dem Spiegel um zu schauen, wo überall ihrer Meinung nach etwas nicht mit ihnen stimmt. Nur selten halten sie Ausschau nach den schönen, gelungenen Dingen. Der Spiegel ist nicht gerade unser bester Freund. Er verzerrt die Wirklichkeit und zeichnet ein unrealistisches Bild von uns. Beispielsweise lässt er uns immer etwas dicker erscheinen, als wir wirklich sind. Und er bringt uns dazu, dass wir nichts mehr an uns richtig finden. Denn wir orientieren uns ja auch an einem Ideal, das ebenfalls nichts mit der Wirklichkeit zu tun hat. Der Körper der Frau, der uns in den Medien vorgegaukelt wird, ist ein Kunstprodukt.

WASSER: DAS BILLIGSTE SCHÖNHEITSMITTEL

In nahezu allen Kulturen spielt Wasser eine bedeutende mystische Rolle, es symbolisiert geistige Reinheit und stetige Erneuerung. Es gilt überdies als das älteste, wirksamste und preiswerteste Heilmittel. Prä-

Die Quelle der Schönheit

WASSER IST DER STOFF, AUS DEM UNSER LEBEN IST. WIR BESTEHEN ZU FAST 70 PROZENT AUS WASSER, DESWEGEN FÜHLEN WIR UNS DARIN AUCH SO WOHL. WASSER IST AN ALLEN STOFFWECHSELVORGÄNGEN BETEILIGT. ES ERZEUGT WÄRME, LÖST UND VERTEILT DIE LEBENSNOTWENDIGEN NÄHRSTOFFE UND TRANSPORTIERT SCHLACKEN. ES SORGT MIT SEINEN INHALTSSTOFFEN (SALZEN, ALKALISCHEN UND SAUREN VERBINDUNGEN) FÜR DEN RECHTEN DRUCK AUßERHALB UND INNERHALB DER KÖRPERZELLE. DAMIT WIR ÜBERLEBEN KÖNNEN, MUSS DER WASSERPEGEL IM KÖRPER KONSTANT GEHALTEN WERDEN.

JEDEN TAG SCHEIDEN WIR ZWEIEINHALB BIS DREI LITER FLÜSSIGKEIT ÜBER ATMUNG, SCHWEISS UND URIN AUS. MINDESTENS DIE HÄLFTE SOLLTEN WIR ÜBER DIE NAHRUNG WIEDER ZU UNS NEHMEN. VOR ALLEM OBST UND GEMÜSE ENTHALTEN RELATIV VIEL FLÜSSIGKEIT. BIS ZU ZWEI LITER FLÜSSIGKEIT BRAUCHST DU ALS GETRÄNK – AM BESTEN WASSER PUR. ES KANN AUCH RUHIG LEITUNGSWASSER SEIN, DENN DAS HAT HEUTE EINE HERVORRAGENDE QUALITÄT UND IST MANCHMAL SOGAR EMPFEHLENSWERTER ALS MINERALWASSER. VOR ALLEM DEINE HAUT DANKT DIR FÜR EINE REICHLICHE FLÜSSIGKEITSZUFUHR.

historische Völker tauchten ihre Kranken in Flüsse und Teiche, um sie von Leiden und Dämonen zu befreien.

Die Heilkraft des Wassers beruht vor allem auf einer vermehrten Durchblutung, die den Stoffwechsel auf Touren bringt und den Körper abhärtet. Die Haut – Nahtstelle zwischen Körper, Seele und Außenwelt – nimmt diese Reize auf und leitet sie über das Nervensystem ins Körperinnere weiter. Dort kommt es zu komplizierten Reaktionen, die in viele Körpervorgänge wie Blutkreislauf, Blutdruck und Atmung eingreifen. Bei einem Wechsel zwischen heiß und kalt werden nach einer Weile auch die Organe besser durchblutet und – man kann schon fast sagen – sanft massiert.

Auch die Seele liebt das Wasser: Es beruhigt und entspannt die Nerven. Ein angeschlagenes und gestresstes Nervenkostüm wird durch ein Wannenbad, Saunagänge, Dampfsauna oder einen Besuch in einem Dampfbad wieder fit gemacht. Feuchte Wärme glättet angespannte Nerven, löst verhärtete Muskeln, lindert Beschwerden während der Regel und reinigt die Haut porentief.

SAUNA UND DAMPFBAD – EINE HEISSE SACHE

Dampfbad und Sauna sind wahre Wohltaten für die Schönheit. Für Neulinge gilt die einfache Regel: Dampfbaden und Saunen ist kein Leistungssport. Du solltest die einzelnen Schritte und die Dauer des Aufenthalts in den Schwitzräumen von deinem eigenen Wohlbefinden diktieren lassen. Vor dem ersten Saunagang duscht man sich gründlich, dann schwitzt es sich besser, weil die Poren schon leicht geöffnet sind.

Wenn du sehr gestresst bist, solltest du vor dem ersten Gang versuchen zur Ruhe zu kommen, sonst klappt es mit dem Chill-out nicht so richtig. Handy und andere elektronische Utensilien sollten ebenso draußen bleiben wie der Zwang bekämpft werden sollte, den gerade Mädchen und Frauen häufig verspüren, nämlich immer irgendwie aktiv zu sein und Zeitlücken mit Aktivitäten anstatt mit Ruhe zu füllen.

Ständige Anspannung – die auch bei ruhelosen Freizeitaktivitäten entsteht – verbraucht viele körpereigene Vitalstoffe, schwächt die Abwehrkräfte, verringert die geistige Leistungsfähigkeit und lässt uns früher altern. Das Gehirn braucht nämlich auch im Wachzustand immer Ruhephasen, in denen es die gewonnenen Eindrücke sortieren und bewerten kann. Dazu schafft es sich eine »Alltagstrance«, wenn wir es zulassen. Das Plätschern des Wasserbrunnens, die gedämpfte Ruhe im Dampf, das beruhigende Gemurmel im Ruheraum, das »Abschlaffen« nach den Schwitzgängen – all dies trägt dazu bei, dass wir unsere Gedanken auf die Reise schicken können. Beim Müßiggang, Faulenzen und Herumtrödeln ordnen sich die Gedanken, die Muskeln entspannen sich, Stressstoffe werden abgebaut, du tankst neue Reserven.

DAS GROSSE RÄKELN: DEIN BEAUTYTAG ZU HAUSE

Auch in der Wanne kannst du prima relaxen. Ab und zu solltest du dir eine Beautysession im Bad mit Peeling, Maske, Mani- und Pediküre und allem gönnen, was dir sonst noch gefällt. So funktioniert dein Privat-SPA (SPA stammt von den alten Römern und bedeutet »Gesundheit durch Wasser«):

> Am besten nutzt du die Zeit, in der dich keiner stören kann.
> Weg mit dem Handy. Das nervt jetzt nur. Du musst nicht immer erreichbar sein.
> Zünde dir eine Duftkerze an.
> Dein Badewasser könntest du mit einigen Rosenblättern oder anderen Blüten und Blättern dekorieren.
> Lass das Licht aus, stell dir lieber noch eine Kerze auf, wenn es dir zu dunkel ist.
> Mach dir ganz leise Musik an, die dich beruhigt.
> Stell dir eine Kanne mit deinem Lieblingstee oder -saft an die Wanne.
> Im Bad sollte es schön warm sein, damit du dich rundum wohl fühlst.
> Fällt dir noch etwas ein, was dir gefällt und womit du dein Bad schmücken könntest?
> Für den Part nach dem Bad solltest du dich in einen molligen Bademantel kuscheln können.
> Nun brauchst du noch einen Luffaschwamm oder Massage-Handschuhe.
> Such dir einen Badezusatz aus, der dich besonders reizt, stell dir aus Duftölen deine Lieblingsmischung her oder verwende eine der nachfolgenden Bademischungen.
> Mach alles fertig, Musik und Kerzen an, Badewasser einlaufen lassen.
> Leg dir alles zurecht, was du brauchst: Gesichtsmaske, Peeling, Utensilien, Bodylotion, Handtücher und so weiter.
> Atme tief durch und achte auf den Duft der Kräuter.
> Beginne nun mit einer ausführlichen Ganzkörpermassage mit dem Luffaschwamm oder dem Massage-Handschuh, damit schrubbst du dir alle alten Hautteilchen herunter. Du kannst natürlich auch ein Peeling in der Wanne machen.
> Dann geht es für 20 Minuten ab in die Wanne.
> Nimm dir anschließend Zeit, dich warm eingekuschelt noch etwas hinzulegen.

SCHÖNHEITSGEHEIMNISSE FÜRS BADEZIMMER

Kräuterwickel

Misch etwa 100 Gramm getrocknete Kräuter zusammen: Kamille (wirkt antiseptisch), Zitronengras (wirkt entgiftend), Rosmarin (wirkt belebend), ein wenig gehackten Ingwer (wirkt ausgleichend) oder Pfefferminzblätter (wirken durchblutungsfördernd).

Die Kräuter werden in ein Mullsäckchen gefüllt, fest zugebunden, in einem großen Kochtopf mit mindestens 5 Liter kochendem Wasser übergossen, 20 Minuten ziehen lassen.

Nun legst du ein Badetuch in die Kräuterbrühe und lässt es 5 Minuten ziehen. Nimm das Handtuch mit Plastikhandschuhen (wegen der Temperatur) heraus, wring es aus und wedle es geöffnet kurz aus, damit du dich nicht verbrennst. Dann schlingst du es dir von den Achseln an um deinen Körper – ganz so wie nach dem Baden. Das zweite trockene Badetuch wickelst du dir oben drüber, darüber den Bademantel. Nun 20 Minuten ruhen. Danach den Wickel entfernen und ein Glas frisches Wasser trinken. Noch mal eine halbe Stunde ruhen. In den nächsten Stunden viel trinken. Das entschlackt, entspannt und wirkt gut gegen Bauchweh.

Bohnen-Peeling

Je eine halbe Tasse Vollkornreis und Azuki-Bohnen (gibt es in Japan- und Bioläden oder Reformhäusern) mit Mörser oder Mühle fein mahlen, in einen Waschhandschuh füllen, anfeuchten. Mit der milchigen Flüssigkeit den ganzen Körper gründlich abrubbeln, dann in die Wanne, in die Sauna oder ins Dampfbad.

Reinigungspaste für das Gesicht: Einen Teelöffel Honig mit einem gehäuften Esslöffel Reiskleie in der Hand vermischen. Mit sanft kreisenden Fingerbewegungen einmassieren. Gut abspülen.

Kamillen-Heilerde-Peeling

Ein Peeling für den ganzen Körper hilft gestresster Haut – auch nach einem Sonnentag. Rühr Heilerde aus dem Reformhaus mit lauwarmem Kamillentee zu einem dünnen Brei an und trag das auf deinen Körper auf. Du kannst dazu die Hände nehmen, bequemer geht es mit einem weichen Pinsel. Nach 20 Minuten mit reichlich Kamillentee abspülen und die Haut gut eincremen.

Salz-und-Milch-Peeling für raue Stellen

Manchmal brauchen Ellenbogen, Knie und Füße ein besonderes Peeling, damit sie schön glatt werden. Drei Esslöffel Salz vom Toten Meer mit zwei Esslöffeln Vollmilch zu einem Brei verrühren und die entsprechenden Stellen damit gründlich abrubbeln. Mit viel Wasser nachspülen und gut eincremen. Anfangs zwei- bis dreimal pro Woche, später nur noch alle 14 Tage.

Zauberelixier Milch

Kleopatra badete liebend gern in Eselsmilch, sagt die Legende. Lange Zeit hielt man das für die Marotte einer kapriziösen Frau. Doch wie Recht sie mit ihrer Vorliebe hatte, bestätigten jetzt sogar die Wissenschaftler in den High-Tech-Labors der Kosmetikfirmen. Sie fanden so genannte Wachstumsfaktoren in der Milch, die die Haut dazu anregen, sich öfter zu teilen. Das erhält sie jung und frisch. Und so entstand eine neue Generation von Milchpflegeprodukten.

Aber auch »normale« Milch pflegt und schützt die Haut: Milchfett erhält ihren Schutzmantel, Milcheiweiß beruhigt und glättet trockene Haut, Milchsäure bindet Feuchtigkeit und wirkt wie ein Peeling. Vitamine und Mineralstoffe regen den Stoffwechsel an. Pro Vollbad brauchst du bis zu 2 Liter Vollmilch.

Du kannst auch Molke aus dem Reformhaus ins Badewasser rühren. Alternativ: fünf Esslöffel reines Trink-Molke-Pulver.

Molke schützt den natürlichen Säuremantel der Haut und unterstützt seine Abwehrkräfte.

Stutenmilch – als Granulat oder Badezusatz mit Milchkonzentrat – ist ein altes Schönheitsmittel, das heute wieder besonders populär ist.

Sie soll besonders gut bei empfindlicher Haut wirken. Ein solches Milchbad ist seifenfrei und reinigt deshalb nur mild.

Orientalische Badekräuter und -öle

Kräuter und Duftöle liebte Kleopatra ebenfalls ganz besonders. Sie benutzte sie auf verschwenderische Weise – auch um ihre Lover zu betören (genauer gesagt: um ihre Sinne zu benebeln ...). Die Aromen und Düfte aus Tausendundeiner Nacht bereicherten auch ihre Badezeremonien.

Aufgrund ihrer fettlöslichen Eigenschaften werden Kräuter und deren ätherische Öle über Haut und Schleimhäute vom Körper aufgenommen, so gelangen sie rasch über das Blut ins Gewebe zu den einzelnen Organen. Zudem wirken sie auch über unseren Geruchssinn und beeinflussen damit unsere Stimmung. Jedes Kraut, jedes Öl hat seinen eigenen Duft und seine ganz spezielle Wirkung.

Wähl dir das Öl oder Kraut aus, das du in deiner derzeitigen Verfassung gerade am liebsten riechst. Gib vorher einen Löffel Sesam- oder Mandelöl als Basis ins Wasser oder misch es mit dem Öl deiner Wahl. Die duftenden Kräuter entfalten ihre Wirkung nicht nur über die Haut, sondern auch über die Atemwege. Deshalb: Immer schön tief durchatmen. Ein Luftsprudelbad verstärkt die Wirkung der Kräuter noch.

Zum Baden eignen sich die Öle dieser orientalischen Kräuter, Blüten und Gewürze besonders gut:

> *Wirken anregend und durchblutungsfördernd:* Engelwurz, Wacholder, Arnika, Muskatnuss, Rosmarin, Lorbeer und Kampfer
> *Wirken beruhigend und entspannend*: Melisse, Sandelholz, Majoran, Fenchelöl
> *Wirken schlaffördernd*: Lavendel und Neroli
> *Wirken bei Kopfweh und Unruhe:* Lavendel, Orange, Basilikum
> *Wirken bei Stress und Sorgen*: Geranie, Kamille, Lavendel
> *Wirken bei Erschöpfung*: Sandelholz, Ylang-Ylang, Wacholder
> *Wirken bei Erkältungen*: Thymian und Salbei
> *Wirkt hautglättend*: Malve

REZEPTE ZUM NACHMACHEN

Das 1001-Nacht-Bad

50 GRAMM ROSENBLÄTTER

20 GRAMM PFEFFERMINZBLÄTTER

3 TROPFEN ROSENÖL ODER ROSENGERANIUMÖL

1 EL BIENENHONIG

Die getrockneten Pflanzenteile in ein Säckchen geben und zubinden. In der Badewanne mit etwas kochend heißem Wasser übergießen, sodass das Säckchen bedeckt ist. Das Rosenöl mit dem Bienenhonig verrühren und zu dem Badewasser geben. Das Kräutersäckchen während des Badens ab und zu ausdrücken.

Das Bad wirkt lindernd und beruhigend, macht die Muskeln locker.

Baden in Milch und Rosen

4 BIS 5 EL SAHNE

3 BIS 5 TROPFEN ROSENÖL

Die beiden Zutaten in ein Schälchen geben und gut miteinander verrühren. Das Öl braucht die Sahne, um sich richtig entfalten zu können. Dann langsam in das warme Badewasser tröpfeln lassen.

Love-Mix

4 TROPFEN BERGAMOTTE-ÖL

2 TROPFEN BABYÖL

1 TROPFEN YLANG-YLANG

3 TROPFEN ROSENÖL

1 BECHER SAHNE

Alle Öle gut mit der Sahne verrühren und in das warme Wasser tröpfeln lassen.

Buttermilchbad für streichelzarte Haut

Gib 3 Liter Buttermilch ins Badewasser, öl dich selbst mit Weizenkeimöl ein und steig so ins Wasser, danach möglichst kalt abduschen. Macht die Haut streichelzart.

Disco-Queen

Du brauchst $^{1}/_{2}$ Tasse Orangenschalen, 1 Tasse Lavendelblüten, je $^{1}/_{4}$ Tasse Thymian, Rosmarin, Salbei, getrocknete Rosenblätter, Pfefferminzblätter und ein paar zerstoßene Nelken. Alles gut mischen und in eine Dose gießen. Für ein Wannenbad ein Viertel dieser Mischung aufkochen, ziehen lassen und in die Wanne gießen. Das macht munter.

Würziges Duo

2 TROPFEN ROSENÖL

2 TROPFEN VANILLEÖL

1 TROPFEN ZIMTÖL

4 TROPFEN SANDELHOLZÖL

2 ESSLÖFFEL MANDELÖL

Alle Öle im Mandelöl auflösen, langsam ins Badewasser geben. In diese sinnlichen Wellen kannst du auch deinen Freund oder Lover mitnehmen. Anschließend ist er Wachs in deinen Händen.

Magische Öle für die Zärtlichkeit

FALLS DU SPASS DARAN GEWONNEN HAST: DIESE ÖLE EIGNEN SICH BESONDERS FÜR SINNLICHE BADEWONNEN:
ROSE, NARZISSE, TUBEROSE, CISTROSE, YLANG-YLANG, MOSCHUS, MUSKATELLERSALBEI, SANDELHOLZ, PFEFFER, PATSCHULI, WEIHRAUCH, ZIMT, GEWÜRZNELKE, MUSKATNUSS, ZITRONE, ORANGE, PETERSILIENÖL, SELLERIEÖL.

Happy-Hour-Bad

Mit Farben und Düften kannst du Stimmungstiefs und Liebeskummer bekämpfen: Gönn dir einfach eine Viertelstunde in einem warmen Farbbad mit Orange, Gelb oder Rot, mit Grün oder Blau. Das kannst du fertig kaufen oder aber schlicht Lebensmittelfarbe verwenden. Das Wasser soll die Schwingungsenergie der Farben übertragen und gelassen stimmen. Einige Tropfen ätherisches Öl steigern das Luxusgefühl, Vergnügen und Harmonie. Rosenöl, Orangenblütenöl oder Pomeranzenöl eignen sich dafür bestens.

ROT: GIBT LEBENSFREUDE UND LEBENSKRAFT

ORANGE: LIEFERT KÖRPERLICHE ENERGIE UND GEISTIGE KRAFT

GELB: SPENDET GEISTIGE VITALITÄT UND WÄRME

GRÜN: BRINGT HARMONIE UND ENTSPANNUNG

BLAU: IST GUT FÜR RUHE UND ENTSPANNUNG

Das Heilsalz vom Toten Meer

Bei Hautproblemen, Erschöpfung oder Infektionsanfälligkeit hilft ein Salzbad aus dem Toten Meer. Das mineralstoffreiche Salz ist in guten Drogeriemärkten, Reformhäusern und Apotheken erhältlich. Es lindert sogar Schuppenflechte und Neurodermitis. Für eine 4-Wochen-Kur brauchst du pro Bad etwa 150 Gramm Meersalz. Ausnahmsweise darf bis zu dreimal pro Woche gebadet werden. Das erste Bad sollte nicht wärmer als 36 Grad sein und nicht länger als 10 Minuten dauern. Langsam bis auf 20 Minuten steigern. Die Haut quillt bei Salzbädern nicht so stark auf. Dadurch steigt die Temperatur etwas an und die Muskeln entspannen sich besser. Ein Salzbad hilft auch bei Muskelkater. Zusammen mit Eukalyptusöl ist es bestens gegen eine drohende Erkältung. Salz nach dem Bad kurz abduschen!

KÖRPERMASSAGEN

Massagen entspannen, entschlacken, pushen deinen Stoffwechsel und straffen die Haut. Und wenn du genervt bist, tun sie auch noch deiner Seele gut. Danach kannst du deine Power voll fließen lassen. Wenn dir nach einem besonderen Körperfeeling ist, solltest du dich mal mit einer exotischen Massage verwöhnen.

Zur Vorbereitung ölst du deinen Körper komplett ein: zuerst Gesicht und Ohren, dann massierst du das Öl gründlich und mit kräftigen Strichen in Schultern, Nacken und Arme ein, Brust und Bauch sanft im Uhrzeigersinn, Po und Beine streichst du wieder kräftig ein, bis zu den Füßen, Zeh für Zeh. Im Ayurveda nimmt man dafür »gereiftes« Sesamöl, das auf 110 Grad erhitzt wurde. Du kannst aber auch Aromaöl verwenden (immer vorher verdünnen). Wenn du dich massieren willst, wärm das Öl vorher leicht an, zumindest in den Händen, sonst »erschrickt« dein Körper. Aromaöle entspannen den Körper oder beleben, entschlacken oder straffen.

Belebende Mischung

> Je 5 Tropfen Bergamotte- und Pfefferminzöl auf 20 ml Mandelöl
> Je 6 Tropfen Wildrosen- und Orangenblütenöl auf 20 ml Avocadoöl

Nach dem Duschen in die noch feuchte Haut Avocadoöl einmassieren, dem du ein paar Tropfen Rosmarin- oder Rosenöl hinzugegeben hast.

EXTRATIPP

PFLEGE FÜRS DEKOLLETEE

Das Dekollete ist besonders empfindlich, weil es fast kein Fettgewebe hat. Deshalb braucht es spezielle Pflege: Nimm deine normale Pflegecreme und trage sie messerrückendick auf Hals, Dekolletee und Busen auf. Lass sie eine halbe Stunde einziehen und massiere den Rest langsam, aber gründlich ein.

Ölkompressen machen die Haut zart und straffen sie: Erwärme etwas Mandel- oder Olivenöl in einem Wasserbad, bis es angenehm, aber nicht zu warm ist. Pinsel deinen Hals und dein Dekolletee damit ein, gib ein feuchtwarmes Handtuch darüber und lass das Öl 10 Minuten einwirken, danach mit Kosmetiktüchern abnehmen. Die Haut noch eine Weile »an der frischen Luft« lassen.

Eine Eischneepackung glättet die Haut im Nu: Du schlägst dir zwei Eiweiß steif und trägst den Eischnee mit einem Pinsel auf Hals und Dekolletee auf. Nach 10 Minuten spülst du ihn wieder ab.

HÄNDE UND FÜSSE IN BESTFORM

Natürlich wirst du auch deinen Händen und Füßen an deinem Beauty-Tag eine Menge Aufmerksamkeit widmen wollen.

Unsere Nägel wachsen nur einen Millimeter pro Woche. 3 bis 4 Monate dauert es, bis ein Nagel gewachsen ist, 6 bis 7 Monate, um ihn in Bestform zu »züchten«. Hegen und Pflegen ist also höchst angesagt. Hier erst einmal ein paar grundlegende Dinge:

Maniküre – ganz schön ausgefeilt

Die Nagelschere mögen deine Nägel nicht besonders, sie neigen dann zum Splittern und sehen auch nicht so schön aus. Nimm dir deshalb lieber Zeit, sie zu feilen. Beginne beim kleinen Finger und nimm dir jeden Nagel einzeln vor – erst mit der gröberen Seite der Feile, dann mit der sanfteren. Feile immer zur Mitte des Nagels hin. Normalerweise werden die Nägel leicht oval und mittelkurz gefeilt – es sei denn du möchtest sie lang und eckig haben und/oder eine »French Manicure« machen. Danach trägst du Nagelcreme auf, badest die Hände in warmem Wasser. Nun tupfst du etwas Nagelhautentferner rund um den Nagelrand und schiebst ihn mit einem Wattestäbchen sanft zurück. Sind deine Nägel verfärbt, bürste sie mit etwas Zitronensaft. Danach mit der Glanzfeile polieren.

> SCHÖN RUBBELN :

Für ein Peeling für glatte Hände und Füße verrührst du 1 EL Seesand-Mandelkleie, massierst diese Masse gründlich in Hände und Füße ein und spülst danach gut ab.

> OLIVENÖL FÜR ZARTE HÄNDE:

Wenn du zu rauen Händen neigst, solltest du ihnen ein- bis zweimal pro Woche ein lauwarmes Olivenbad gönnen. Das macht sie schön zart und stärkt auch die Nägel. Anschließend kannst du deine Maniküre machen, denn dann ist die Haut schön weich und lässt sich gut bearbeiten.

> MILCH UND ROSEN MACHEN HÄNDE WEICH:

$^1/_4$ TASSE MILCH

5 BIS 10 TROPFEN ROSENWASSER

3 MEHLIG GEKOCHTE KARTOFFELN

Milch und Rosenwasser mischen, Kartoffeln darin zerstampfen. Paste dick auf die Hände (und Füße) auftragen, Folie darum wickeln und 10 Minuten einwirken lassen.

> MANDELÖL FÜR ZARTE HÄNDE:

Etwas Mandelöl aus der Apotheke leicht warm machen und einen Teelöffel Honig hineinträufeln. Hände 5 Minuten eintauchen. Öl anschließend gut einmassieren. Wenn möglich: Baumwollhandschuhe anziehen und über Nacht anbehalten.

Die Kehrseite der Medaille: Fußpflege

An deinen Füßen zeigt sich, wie gepflegt du wirklich bist. Weich und glatt sind sie einer deiner »most sexiest« Körperteile ... Und so geht's: Leichte Hornhaut entfernst du bei einem Fußbad mit einem Körperpeeling – entweder einem unserer selbst gemachten oder einem fertigen. Ist schon mehr Hornhaut vorhanden, brauchst du einen Bimsstein oder eine Hornhautfeile. Aber nie zu viel entfernen, denn die Hornhaut schützt deinen Fuß an Stellen, wo er am meisten belastet wird.

Nach dem Fußbad schneidest du deine Fußnägel waagrecht ab und glättest die Ränder mit einer Feile. Wichtig ist es, dass die Nägel nicht ins Nagelbett einwachsen. Jetzt cremst du die Füße dick ein. Ab und zu solltest du ihnen über Nacht eine Packung gönnen: spezielle Fußcreme ganz dick auftragen, Baumwollsocken darüber und ab ins Bett.

> MILCHBAD FÜR DIE FÜSSE:

Einen Liter Vollmilch erhitzen und einige Tropfen Mandelöl dazugeben. Darin badest du deine Füße 10 Minuten lang und spülst sie dann mit klarem Wasser ab. Nun sind sie für weitere Pflege gut vorbereitet: Raue und verhornte Stellen rubbelst du mit einem Bimsstein oder einem speziellen Hornhautschwämmchen ab. Du kannst die Füße auch mit einer Mischung aus grobkörnigem Salz und einigen Teelöffeln Olivenöl glatt rubbeln. Anschließend die Füße dick eincremen, Baumwollsöckchen darüber und am besten über Nacht einziehen lassen. Wenn es schneller gehen soll, kannst du die Creme-Füße auch je in einen Plastikbeutel stecken.

> SALZPACKUNG FÜR MÜDE FÜSSE:

20 EL Salz vom Toten Meer mit einem Esslöffel Pomeranzenschalenöl mischen, eine Hand voll davon in ein warmes Fußbad. Füße 10 Minuten baden, nicht abtrocknen. Dicke Wollsocken an die Füße. So lange anbehalten, wie es angenehm ist.

ZEIG DEM LEBEN SCHÖNE ZÄHNE

Ein Traumgebiss mit einer Perlenkette strahlend weißer Zähne – das ist so selten wie ein Beethoven-Liebhaber unter House-Fans. Aber das ist heute kein Problem mehr: Die moderne Zahnmedizin und einige Tricks für zu Hause lassen auch die »minderbemittelten« Zahnträger strahlend lachen. Selbst Zahnlücken, schiefe Zähne und Verfärbungen können heute nahezu problemlos beseitigt werden.

> TRICKS FÜR ZU HAUSE:

Vor allem Tee, Kaffee, Rotwein und Nikotin hinterlassen unschöne Beläge auf den Zähnen. Sie heften sich besonders gut an bereits vorhandene Ablagerungen oder Kunststoff-Füllungen und sorgen dort für unschöne Flecken. Hast du den Fleckerteufel auf deinen Zähnen, der sich von normalem Zähneputzen nicht mehr vertreiben lässt, gibst du etwas Meersalz auf deine angefeuchtete Zahnbürste und fährst damit vorsichtig kreisend über deine Zähne. Das darfst du aber wirklich nur ab und zu machen, denn sonst wird dein Zahnschmelz angegriffen. Trotzen die Flecken deinen Putzversuchen, kann dahinter auch Karies stecken, dann musst du natürlich zum Zahnarzt.

Isst du gerne Obst oder Zitrusfrüchte? Damit sorgst du für wahre Säureduschen im Mund. Deine Zähne werden stumpf und verfärben sich leichter. Dagegen hilft ebenfalls ein altes Hausmittel: Einen halben Teelöffel Backpulver (auch in etlichen Zahncremes enthalten) in einem Glas Wasser auflösen und damit gurgeln. Das entschärft den schädlichen Säurepegel. Wenn du Backpulver über die Zähne reibst, hellt das zwar auch auf, schrubbt aber gleichzeitig den gesunden Zahnschmelz weg.

Raucher- und Zahnweißcremes arbeiten entweder mit niedrig konzentriertem bleichenden Wasserstoffperoxid oder mit scheuernden Substanzen. Auch sie greifen bei häufigerer Anwendung den zarten natürlichen Zahnschmelz an. Eine noch stärkere Wirkung erzielt man durch das so genannte Home-Bleaching. Zu einem entsprechenden Set gehört eine Zahnschiene und ein Gel aus niedrig konzentriertem Wasserstoffperoxid und einem aufhellenden Farbstoff. Dieses Set erhältst du in der Drogerie für rund 50 Euro. Leider ist der Effekt nur von kurzer Dauer, da sich der Farbstoff wie Deckweiß auf die Zähne legt. Bessere Ergebnisse erzielt der Zahnarzt mit speziellen Präparaten. Das kostet aber erheblich mehr und muss ebenfalls aus eigener Tasche bezahlt werden.

Am besten wird's beim Zahnarzt

Der Zahnarzt verfügt noch über wesentlich bessere Methoden, Zähne wieder farblich schön hinzubekommen. So z. B. das so genannte In-office-Bleaching, bei dem der Arzt stärkere Chemikalien verwenden und die Bleichung mit UV-Bestrahlung verfestigen kann. Das kostet etwa 50 Euro pro Zahn und wird von der Krankenkasse nicht bezahlt. Mit diesem Verfahren können auch tote Zähne, die sich verfärbt haben, wieder richtig und unauffällig hübsch gemacht werden. Das neuere Laser-Bleaching ist noch einfacher: Der Arzt trägt ein Bleich-Gel auf den verfärbten Zahn und bestrahlt ihn mit Laser. Schon nach kurzer Behandlung sieht so ein Zahn »wie neu« aus. Wer raucht und viel Kaffee oder Tee trinkt, muss öfter nachbleichen lassen.

Wer außer der Verfärbung vielleicht noch eine kleinere Zahnlücke hat und sie loswerden möchte, dem kann der Zahnarzt mit der Bonding-Technik helfen: Dabei wird der Zahn mit Hilfe einer Säure leicht angeraut. Aus flüssigem Kunststoff in der Farbe, die den eigenen Zähnen am nächsten kommt, modelliert der Arzt den Zahn und füllt dabei die Lücken aus. Die Lückenfüller sitzen »wie angegossen« und haften am Zahn wie angewachsen. Unschlagbarer Vorzug ist auch hier, dass der eigentliche Zahn nicht angegriffen wird. Bei den Frontzähnen kannst du damit rechnen, dass deine Krankenkasse das völlig bezahlt, bei Seitenzähnen wird nur ein Teil erstattet. Besser ist es immer, vorher zu fragen.

Die nächste Stufe bei angeschlagenen Zähnen sind die Veneers. Das sind Verblendschalen, die vorne auf die Fronten appliziert werden. Sie werden wie ein künstlicher Fingernagel auf stark verfärbte, schadhafte oder schiefe Zähne geklebt. Die gesetzlichen Krankenkassen übernehmen meistens zumindest einen Teil davon – auch hier gilt es:

Immer besser vorher nachfragen, damit du und deine Eltern keine unliebsame Überraschung erleben. Übrigens: all diese Verfahren eignen sich nicht für Zähne, an denen »der Zahn der Karies« nagt ... Auch Zähneknirscher und Nagelbeißer müssen darauf verzichten.

Wenn gar nichts anderes mehr geht, hat der Zahnarzt noch die Möglichkeit, die Zähne mit Kronen aus Vollkeramik zu überkronen. Sie sind auch weiterentwickelt worden und sehen natürlicher aus als früher. Sie sind belastbar und haltbar und können auch zu kleineren Brücken zusammengefasst werden. Nachteil: Der eigene Zahn muss abgeschliffen werden. Logischerweise sind diese Kronen auch nicht billig. Fehlt ein Zahn ganz, kann man heute dank moderner Implantate wieder rasch herzhaft zubeißen. Doch das ist ein Thema, das dich hoffentlich erst später oder am liebsten überhaupt nicht zu interessieren braucht. Denn es gilt noch immer die Regel: Ein sauberer Zahn wird nicht krank.

Hier darfst du Putz ruhig machen

Zweimal täglich zwei Minuten Zähneputzen ist deshalb das Muss für gesunde Zähne. Wenn du es richtig ernst nimmst, putzt du tagsüber auch zwischendurch mal. Dafür eignet sich ein kleines Zahnputz-Set für die Handtasche. Auf alle Fälle solltest du Zahnpflegekaugummi oder fluoridhaltiges Mundwasser dabei haben, die du verwenden kannst, wenn du zwischendurch etwas gegessen und vor allem genascht hast.

WEITERE TIPPS:

> *mit einem regelmäßigen Plaque-Test kannst du kontrollieren, ob du gründlich genug putzt.*

> *Der Kopf deiner Bürste sollte rund sein, die Borsten weich. Es kommt nicht selten vor, dass gerade junge Frauen sich mit einer solchen Inbrunst die Zähne schrubben, dass sie davon kaputt gehen und das Zahnfleisch angegriffen wird.*

> *Verwende fluorhaltige Zahnpasta und putze mit leichten kreisenden Bewegungen von Rot nach Weiß.*

> *Die Zwischenräume zwischen den Zähnen und die Zahnhälse werden mit Zahnseide gereinigt – jeden Abend.*

> *Einmal wöchentlich bürstest du Fluorid-Gel gegen Karies in die Zähne ein.*

> *Einmal im Jahr den Zahnarzt kontrollieren lassen und dabei gleich eine professionelle Reinigung in der Praxis vereinbaren. So wirksam wie diese kannst du zu Hause gar nicht sein.*

EINE GLATTE SACHE: HAUTSCHONENDE ENTHAARUNG

Vor allem im Sommer wollen die meisten Mädchen an Beinen und unter den Armen die Härchen loswerden. Ob du das auch möchtest, musst du selbst entscheiden. Es ist nämlich eine rein optische Angelegenheit und damit vor allem eine Geschmackssache. Wenn du dich dafür entscheidest, solltest du auf alle Fälle so schonend wie möglich vorgehen. Dafür gibt es verschiedene Methoden mit unterschiedlichen Vor- und Nachteilen:

> **RASIEREN:** Du kannst dir die Haare trocken oder nass abrasieren. Beim Trockenrasieren verwendest du einen speziellen Elektrorasierer für Frauen. Das geht völlig schmerzlos. Die Nassrasur ist allerdings gründlicher. Dafür brauchst du einen pflegenden Rasierschaum, der dich vor Hautreizungen schützt und die Härchen aufweicht. Sie werden dann mit einem Nassrasierer in Wuchsrichtung abgenommen. Danach muss die Klinge unter fließendem Wasser gereinigt und luftgetrocknet werden. Nach ein paar Rasuren – je nach Modell – Klinge oder Rasierer austauschen. Wer beim Nassrasieren keine ruhige Hand hat, holt sich blutige Ratschspuren oder Schnitte. Außerdem wachsen die Haare nach dem Rasieren ganz rasch wieder nach. Dann sehen die rasierten Stellen schnell stoppelig aus.

> ENTHAARUNGSCREME: Die modernen Präparate enthalten viele pflegende Substanzen – wie Aprikosenöl oder Aloe vera – und gehen im Vergleich zu früher relativ sanft mit der Haut um. Du solltest trotzdem zu Beginn am Ellenbogen testen, ob deine Haut die chemische Enthaarung akzeptiert ohne allergisch zu reagieren. Die Creme oder der Schaum wird auf die feuchte Haut aufgetragen und nach kurzer Einwirkzeit gemeinsam mit den entfernten Härchen abgespült. Besonders gut geht das nach dem Baden, weil dann die Haare besonders weich sind. Finger weg von den chemischen Cremes bei allen Hautirritationen und Verletzungen, bei Neigung zu Haarwurzelentzündungen oder Sonnenbrand!

> Wenn du nicht allzu empfindliche Haut hast, kannst du vorher an den Beinen noch ein Peeling machen – allerdings nicht, wenn du deine Haare mit Wachs entfernst. Das ist dann doch eine zu große Strapaze für deine Haut.

> Verzichte am Tag der Haarentfernung unter den Achseln auf Deo. Das könnte die Haut zusätzlich reizen und brennen. Deos ohne Alkoholzusatz sind generell milder zur Haut.

> Nach der Haarentfernung solltest du einige Tage auf Selbstbräuner verzichten, bis sich die Haut erholt hat. Sonst wird die leichte Tönung streifig.

EXTRATIPP

> WACHS: Das ist die schmerzhafteste, aber wirkungsvollste Variante. Sie ist nur für die Beine zu empfehlen. Du kannst dafür Warm- oder Kaltwachs verwenden. Das warme – das es auch mit grünem Tee gibt – ist für kräftige Haare geeignet. Es wird im Wasserbad erhitzt, auf Stoffstreifen gestrichen und in Wuchsrichtung auf die Haut gelegt. Wenn das Wachs erkaltet ist, werden die Stoffstreifen mit einem Ruck abgerissen.

Vor der Prozedur wird die Haut mit alkoholhaltigem Gesichtswasser abgerieben. Danach stäubst du Babypuder von unten nach oben über deine Beine, denn die Härchen sollen sich dadurch aufrichten. Dann werden die heißen Wachsstreifen aufgelegt. Durch die Wärme weiten sich die

Poren, sodass die Haare nicht mehr ganz so fest sitzen. Die Wachsreste werden mit sanftem Öl abgenommen.

Die Streifen mit dem Kaltwachs sind leichter zu handhaben (sie sollten auch pflegende Substanzen wie Aprikosenöl und Vitamin E enthalten), erweichen aber die Härchen nicht so an der Wurzel und sind deshalb auch nicht ganz so gründlich.

Bei der Warmwachsentfernung sprießen die Haare nach etwa sechs Wochen wieder, je öfter du diese Prozedur machst, desto langsamer der Nachwuchs. Manchmal hören die Haare auch ganz auf nachzuwachsen. Die Wachsprozedur sollte bei empfindlicher Haut tabu sein. Sie reagiert mit Pickeln und Haarwurzelentzündungen, die sich als äußerst hartnäckig herausstellen können.

SCHWEISS, LASS NACH!

Schwitzen ist gesund und macht uns schön! Am besten ist es, wenn wir bei Sport und Bewegung (übrigens: auch Haus- und Gartenarbeit ist Bewegung ...) schwitzen. Aber auch wenn es so richtig schön warm ist, tut uns schwitzen gut.

Je mehr Schweiß fließt, umso gesünder für uns. Dann arbeiten unsere zwei bis drei Millionen Schweißdrüsen auf Hochtouren. Sie sind gewissermaßen unsere hauseigene Klimaanlage. Damit die Temperatur im Körperinneren auf Normalmaß gehalten werden kann, muss auf der Hautoberfläche Kühlung durch Wasserverdunstung geschaffen werden. Schwitzen ist vor allem für unsere inneren Organe lebenswichtig und macht darüber hinaus auch die Haut schön. Bis zu einem Liter Schweiß sondern wir täglich ab. Bei Hochleistungssportlern können es bis zu zehn Liter werden.

Schwitzen ist nur dann unangenehm, wenn es in der falschen Situation passiert – also etwa wenn wir bei einem wichtigen Date im eigenen Saft schmoren. Störend wird es, wenn der Schweiß anfängt zu müffeln. Normalerweise ist Schweiß mehr oder weniger geruchlos. Man schwitzt vor allem an Stellen, die etwas im Verborgenen liegen wie Achseln und

> Wenn du empfindliche Haut hast, solltest du Deos ohne Alkohol und Parfümierung ausprobieren.

> Wenn du besonders stark schwitzt, hilft es schon, wenn du die Achselhaare entfernst.

> Deos nur auf die saubere Haut auftragen. Noch mal schnell »über den Schweiß drübergehen« nutzt nichts.

> Speziell für die Füße werden Cremes, Fuß- und Schuhsprays angeboten, die sich allerdings nur in der Parfümierung von den anderen Deos unterscheiden.

Wirkt gegen Schweißfüße

> Sudbad aus Walnussblättern: eine Hand voll Walnussblätter 20 Minuten lang mit 5 Liter Wasser kochen, abkühlen lassen, dann Füße darin baden.

> Sudbad aus Eichenrinde: 3 Teelöffel Eichenrinde in einem halben Liter Wasser 10 bis 15 Minuten kochen lassen, abseihen, etwas abkühlen lassen und Füße darin baden.

> Wenn deine Füße brennen – etwa weil du sie mit High Heels oder Stilettos gequält hast –, kannst du dir Spitzen von Farnkrautblättern vorn in die Spitzen eines bequemen Schuhs legen und ihn dann anziehen.

> Wechsle, sooft es geht, die Schuhe und laufe möglichst viel barfuß.

> Gönne deinen Füßen ab und an einen lauwarmen Guss oder kalt-warme Wechselbäder.

> Offene Schuhe aus Leder und Baumwollsocken sorgen für ein gutes Fußklima.

EXTRATIPPS

Leistenbeugen oder die meist »gut verpackt« sind wie die Füße. Hier kann sich die Luft stauen. Das führt zu einem Klima, in dem sich Hautbakterien vermehren können, die den Schweiß zersetzen und zu dem typischen Schweißgeruch führen können. Da sich unter den Abbauprodukten auch Stoffe befinden, die mit den männlichen Hormonen verwandt sind, gilt der frische Schweißgeruch auch als besonders männlich. (Jungen zu Beginn der Pubertät können durch die einsetzende Hormonbildung stärker schwitzen als sonst.) Man sagt, dass Schweiß, der unter Stress abgesondert wird, anders und unangenehmer riecht als Sport- oder Arbeitsschweiß.

Für die Frische über den Tag stehen uns heute Deos in Hülle und Fülle zur Verfügung – als Spray, Pumpzerstäuber, Roller, Stick, Creme, Puder oder Stein. Neuerdings gibt es auch Deotüchlein für unterwegs. Doch ohne Waschen hilft auch das beste Deo nichts. Also: Erst waschen, dann ein Deo benutzen. Das kann uns dafür aber immerhin bis zu 24 Stunden vor Schweißgeruch schützen.

Die Deos von heute sind wirksame Geruchsverhinderer. Das bewirken zum einen Antitranspirationswirkstoffe, die die Schweißbildung hemmen, und andererseits so genannte Bakteriostatika, die das Wachstum der Bakterien einschränken und sie daran hindern, den Schweiß zu zersetzen. Parfumstoffe und ätherische Öle können die Bakterien zusätzlich hemmen. Deopuder wirkt unter anderem, in dem er den Schweiß aufsaugt.

Wirkt bei Schwitzhändchen

Manche Menschen kriegen schnell feuchte Hände, wenn sie unter Stress stehen. Dafür sorgt das Hormon Adrenalin, das die Schweißbildung steigert. An den Handflächen befinden sich besonders viele Schweißdrüsen, die auch bei Anspannung für die richtige Temperatur im Körperinneren sorgen und dafür, dass der Organismus »Dampf ablassen« kann. Das ist zwar prima, es kann aber sein, dass du unter besonders starker Schweißabsonderung leidest oder dich in bestimmten Situationen besonders davon genervt fühlst – etwa weil du dem Jungen deiner Träume nicht unbedingt beim ersten Date gleich eine »feuchte Flosse« überreichen möchtest.

Es kann auch sein, dass du vor Klassenarbeiten, Klausuren oder Prüfungen vor Aufregung an den Händen stärker schwitzt. Da helfen dir am ehesten Gelassenheit, Entspannung und Bewegung. Meist malt man sich die Situationen viel schlimmer aus als sie wirklich sind. Mach dir klar, dass es ja nie um Leben oder Tod geht. Vielleicht probierst du einmal aus, ob dir gezielte Entspannungsübungen oder -bäder helfen. Salbeitee wirkt leicht schweißhemmend, wenn du ihn einige Zeit vor der Prüfung oder dem Date trinkst. Zu oft solltest du ihn allerdings nicht trinken, denn ein solcher wirksamer Heiltee hat auch noch eine Menge anderer Wirkungen. Vor einem Date puderst du dir einfach mit deinem Körperpuder die Hände etwas ein, das saugt die Feuchtigkeit auf und duftet gut.

EXTRATIPP

PIERCING: WORAUF DU ACHTEN SOLLTEST!

Wenn du Lust auf eine Zeit lang Babybrei und Apfelmus hast, solltest du dir ein Zungenpiercing machen lassen ... Vorausgesetzt, deine Eltern spielen mit: Sie müssen nämlich mit, bis du 16 Jahre alt bist. Bist du noch keine 14, ist es ohnehin verboten – rechtlich gesehen ist Piercing nämlich Körperverletzung. Ab 16 reicht eine schriftliche Einverständniserklärung. Du musst ein Formular unterschreiben, mit dem du den Piercer von der Haftung befreist (dangerous, dangerous ...).

Guck dich nach einem guten Studio um. Hygiene ist ein absolutes Muss. Der Raum, im dem gepierct wird, muss so ähnlich aussehen wie ein steriles Zahnarztzimmer. Richtig gemacht, sagen die Profis, tut Piercing – so eine Art erweitertes Ohrlochstechen – kaum weh und geht ganz schnell. Das Loch wird mit einer Art Zange etwa in Zunge oder Ohr gezwickt, mit einem Gummischlauch wird der Schmuck dann durch das Loch gezogen. Dein erstes Piercing-Teil muss aus Titan bestehen. Du solltest darauf achten, dass vor der Prozedur alles steril verpackt ist und vor deinen Augen ausgepackt wird.

Der Piercer muss bei jedem Arbeitsgang neue Handschuhe anziehen. Doch auch beim saubersten Arbeiten musst du mit einer Infektion rechnen. Diese Infektionen – so sagen Ärzte – verlaufen besonders hässlich. Als Folge eines falsch gesetzten Zungenpiercings können Sprachprobleme und erhöhter Speichelfluss auftreten. Beim Ohrpiercing musst du mit einem Blumenkohl-Ohr rechnen, denn wider Erwarten nimmt der Knorpel im Ohr das Durchlöchern tierisch ernst. Oft muss nach einer solchen Infektion das Ohr chirurgisch wieder in Form gebracht werden. Beim Piercen der Unterlippe kommst es gelegentlich zu Zahnschmelzrissen und ebenfalls zu Entzündungen. Wird beim Piercen ein Nerv verletzt, bleibt die betroffene Stelle nicht selten gelähmt.

TALK ABOUT

5. RUN FUN

5. RUN FUN

> Die besten Sportarten für deinen Typ

Du möchtest fit wie ein Turnschuh sein? Was hindert dich daran, dich mehr zu bewegen und mehr für deinen Body zu tun? Keinen Bock mehr? Keine Zeit? So viel spannende Filme im Fernsehen? Wenn du auch zu den Mädchen gehörst, die immer kurz vor dem Anfangen oder Weitermachen sind, brauchst du ein paar gute Tricks, um deinen inneren Schweinehund Gassi zu führen.

Was Sport alles kann

> WER SICH VIEL BEWEGT, BAUT KNOCHEN UND MUSKELN AUF, WIRD ALSO RICHTIG STARK.
> DER ORGANISMUS TANKT BEIM SPORT ZEHNMAL MEHR SAUERSTOFF ALS BEIM NICHTSTUN.
> AUCH DAS GEHIRN ERHÄLT EINE EXTRAPORTION SAUERSTOFF. ES SCHÜTTET VERMEHRT DAS HORMON ACTH AUS. DAS WECKT DEN GEIST, VERBESSERT KONZENTRATION UND DENKLEISTUNG.
> DIE »GLÜCKSHORMONE« KREISEN IN GRÖSSEREN MENGEN IM BLUT. WIR KRIEGEN GUTE LAUNE, DER STRESS WIRD NACH UND NACH GEKILLT.
> DURCH MUSKELAUFBAU UND FETTABBAU MACHT BEWEGUNG SCHLANK. DIE HAUT WIRD GUT DURCHBLUTET, ZART UND SAMTIG.
> SOGAR DAS LIEBESLEBEN PROFITIERT VOM SPORT. ES ZIRKULIEREN VERMEHRT SEXUALHORMONE IM BLUT. FRAUEN, DIE SICH REGELMÄSSIG BEWEGEN, SIND SINNLICHER, LUSTVOLLER UND HABEN EIN BESSERES KÖRPERGEFÜHL.
> MENSTRUATIONS- UND ZYKLUSBESCHWERDEN VERSCHWINDEN.

Die meisten Mädchen haben zu Sport und Bewegung ein lockeres, aber zwiespältiges Verhältnis. Sie finden Sport prima, treiben aber keinen, jedenfalls nicht konsequent. Das ist ein guter Ansatz. Meist hapert es nur daran, dass sie sich für eine Sportart interessieren, die nicht in ihr Leben passt und die sie deshalb gar nicht durchhalten können. Entscheidend ist, was zu deinem Typ passt und was sich in diesen Alltag am besten integrieren lässt. Was möchtest du für Kondition, Befinden und Aussehen erreichen? Du solltest nicht auf die Ratschläge anderer hören, sondern mach vor allem das, worauf du am meisten Lust hast. Sport ist nämlich keine Strafe, er soll in erster Linie Spaß machen.

Die häufigsten faulen Ausreden, sich nicht zu bewegen

- ICH HABE ZU WENIG ZEIT.
- ICH RENN DOCH SOWIESO SCHON DEN GANZEN TAG HERUM.
- ICH KANN MICH EINFACH NICHT AUFRAFFEN.
- BEI MIR NÜTZT DAS SOWIESO ALLES NICHTS.
- ICH HALT DAS NICHT DURCH, ALSO FANG ICH GAR NICHT ERST AN.

WELCHER SPORTTYP BIST DU?

Richtig fit wirst du nur, wenn du einen Sport findest, der dir wirklich Freude macht und dir gewissermaßen auf den Leib geschneidert ist. Deshalb schau zuerst darauf, was für ein Körper-Typ du bist:

Der leptosome Typ

Wenn du groß bist, feingliedrig und lange schlanke Beine hast, gehörst du zu den leptosomen Menschen. Sie bringen die besten Voraussetzungen für Ausdauersportarten mit. Ihre Schwachstellen liegen häufig bei Bändern, Sehnen und Knochen.

Prima Sport für dich: Joggen, Walking, Biking, Training am Laufband, Ergometer oder Rudergerät. Wenn du zusätzlich Bauch- und Rückengymnastik machst, stärkst du deine Wirbelsäule (den Tipp solltest du dir zumindest für später mal merken).

Der athletische Typ

Dein Kennzeichen ist ein muskulöser Körper. Du bist weder besonders eckig noch besonders kantig noch besonders rund. Du bist wahrscheinlich mittelgroß, schlank, aber nicht mager – also richtig ausgewogen. Für dich sind Sportarten geeignet.

Prima Sport für dich: Bestimmt magst du gezielte Fitnessprogramme, Aerobic und Gymnastik. Dir liegt aber auch alles, wozu man Kondition und Koordination benötigt: Tennis, Ballspiele, Turnen, Ballett.

Der pyknische Typ

Du bist eher klein, bekommst einen sehr weiblichen Körper und schöne Rundungen. Du hast ein außerordentlich gutes Körpergefühl, zeigst Spielwitz und Raffinesse. Zudem kann es sein, dass du ziemlich musikalisch bist.

Prima Sport für dich ist deshalb alles, was mit schwingenden fließenden Bewegungen zu tun hat: Schwimmen, Tanzen, sanfte Gymnastik, Tai-Chi – oder Golf und Tennis.

EIN BEWEGTES LEBEN

Wie oft solltest du dich bewegen? Mindestens einmal die Woche anderthalb Stunden oder zweimal die Woche 45 Minuten bzw. dreimal die Woche eine halbe Stunde. Ideal sind 20 Minuten bis eine halbe Stunde am Tag, aber das ist bei vielen Sportarten ja unrealistisch. Die meisten Mädchen finden deshalb einen Mix aus mehreren Bewegungsarten am besten.

Vor allem Racketsportarten wie Tennis, Squash oder Badminton, bei denen man im Spielen so schön aus der Puste kommt, begleitet von Radfahren, Laufen oder Schwimmen sind für Mädchen und junge Frauen eine ideale Kombination. Schwimmen und Laufen nehmen bei alledem eine Sonderposition ein, denn sie sind besonders einfach und fast überall gut durchzuführen. Schwimmen trainiert und massiert alle Muskelgruppen ohne Belastung, gleichzeitig baut es die Kondition aus. Außerdem sind die beiden Topformer auch die besten Kalorienkiller. Aber ansonsten stehen dir natürlich auch zu allen anderen Trendsportarten Tür und Tor offen. Vielleicht probierst du einfach auch mal ganz locker und ohne Verpflichtung einiges aus. Nette Begleiterscheinung: Du lernst wahrscheinlich tolle neue Leute kennen.

Stretching-Übungen für jeden Tag

Wenn du wild entschlossen bist, etwas für dich zu tun, kannst du gleich mit vier leichten Stretching-Übungen beginnen. Sie sollen deinen Körper vorbereiten und ihm beim Warmlaufen helfen.

> **1.** *Beginn damit, dass du locker fünf Minuten auf der Stelle gehst.*

> **2.** *Setze dich in den Schneidersitz, stütze dich mit beiden Armen nach hinten ab, strecke die Brust raus und zieh langsam die Nase zum Brustbein.*

> **3.** *Knie dich hin und stelle nun das linke Bein im 90-Grad-Winkel vor dich, rechte Hand ans linke Knie, linke Hand an den rechten Fuß, den du damit hochhebst und festhältst. Langsam die linke Hüfte nach vorne schieben. Seitenwechsel.*

> **4.** *Auf den Rücken legen, ein Bein angewinkelt aufstellen, das andere gerade nach oben strecken. Den Unterschenkel mit beiden Händen umfassen, den Fuß in der Luft zwanzigmal strecken und beugen.*

> **5.** *Setz dich hin und stell das linke Bein über das andere. Stütz dich mit deinem linken Arm hinten ab und umfasse das linke Knie mit dem rechten Arm. Das hochgestellte Knie langsam an den Oberkörper ziehen. Dabei das Becken nach vorne kippen. Seitenwechsel.*

ZUM EINSTIEG: WALKING

Schnelles Gehen – moderner Walking – ist das ideale Training für alle, die keinen großen Aufwand treiben wollen. Es hat eine Menge Pluspunkte zu bieten: Du kannst nämlich einfach stramm losmarschieren, wenn dir danach ist. Es erfordert keine Vorübung, wirkt sich positiv auf Herz und Kreislauf aus, steigert die Leistungsfähigkeit deines Gehirns ungemein. Die Verletzungsgefahr ist im Gegensatz zum Joggen (das es allerdings auch nicht ersetzen kann) gleich null.

Als Ausdauersport bringt es Fettpölsterchen zum Schmelzen und sorgt für seelische Entspannung. Dabei ist nicht das Tempo wichtig, sondern das lockere Laufen.

Du brauchst:

> EINE HALBE STUNDE ZEIT
> DAS RICHTIGE OUTFIT (SIEHE S. 98)
> EIN GELÄNDE MIT EBENEN WEGEN

So geht's:

> *Im gewohnten Gehtempo anfangen.*
> *Hände zwischen Oberschenkel und Bauch schwingen lassen.*
> *Nun die Ellenbogen im 90-Grad-Winkel abknicken.*
> *Dabei Tempo steigern, Schritt verkürzen.*
> *Die Arme schwingen nun automatisch in Gegenrichtung zu den Beinen mit.*
> *Die Gesichtsmuskeln sollten entspannt sein, das überträgt sich auf den Körper.*
> *Schultern und Bauchmuskulatur locker lassen.*
> *Bei dem Tempo bleiben, bei dem du dich am wohlsten fühlst.*
> *Wenn du magst, kannst du zusätzlich kleine Hanteln oder Gewichtsmanschetten mit auf den Walk nehmen.*

Wenn du Gefallen am Walking findest, kannst du es dann auch mal mit richtigem Joggen probieren. Das ist nämlich nach wie vor neben Schwimmen und Radfahren die effektivste und gleichzeitig einfachste Sportart. Laufen trainiert den Organismus nämlich noch mehr und modelliert deine Figur stärker. Die Muskeln werden noch gezielter aufgebaut und das vor allem an den klassischen »Problemzonen« Oberschenkeln und Po. Der Kreislauf kommt richtig in Schwung, der Stoffwechsel läuft auf Hochtouren, Schlackenstoffe und Fett schmelzen dahin. Die Haut wird super durchblutet, der Teint erscheint frisch und rosig, die Pfunde purzeln. Und Joggen macht auch noch glücklich: Wer regelmäßig läuft, dopt sich nämlich selbst und rennt schlechter Stimmung schlicht davon.

SO WIRST DU ZUM RENN-TIER

Wenn das Laufen all diese Effekte bei dir erzielen soll, musst du es am Ende auf dreimal eine halbe Stunde pro Woche bringen. Aber fang erst mal gemächlich an:

> 1. *Such dir eine Strecke mit weichem Boden (achte dabei auch auf deine Sicherheit!) und lauf einfach los, aber nicht schnell. Mach keine Riesenschritte, roll den Fuß langsam ab. Kopf und Brustkorb sollen aufrecht sein, Schultern leicht zurückziehen. Arme bequem anwinkeln. Nach einer Minute gehst du eine Minute, dann läufst du wieder. In diesem Rhythmus solltest du es eine halbe Stunde aushalten.*

> 2. *Vom nächsten Tag an steigerst du deine Laufintervalle, bis du nach sechs Trainingstagen fünfmal 5 Laufminuten mit jeweils einer Minute Gehen erreicht hast.*

> 3. *Am Tag danach läufst du dreimal 8 Minuten, zwischendurch jeweils eine Minute gehen. Am darauf folgenden Tag 12 Minuten laufen, eine Minute gehen, dann 20 Minuten laufen.*

> 4. *Die letzte Trainingsphase vor der Vollkommenheit: Beginn* *nun mit zweimal 15 Minuten, dazwischen eine Minute Gehpause. Beim nächsten Mal läufst du 25 Minuten, am Tag darauf eine halbe Stunde.*

Auf Dauer bitte kein Kaltstart!

> WENN DU REGELMÄSSIG LÄUFST, SOLLTEST DU DICH BZW. DEINE MUSKELN VORHER MIT ETWAS GYMNASTIK AUFWÄRMEN. DURCH EIN AKTIVES »WARM-UP« WIRD DER KÖRPER LANGSAM IN FAHRT GEBRACHT, DIE HERZ-KREISLAUF-TÄTIGKEIT SCHONEND GESTEIGERT, DIE ATMUNG AN DIE STÄRKERE BELASTUNG ANGEPASST, BÄNDER UND SEHNEN SANFT VORGEDEHNT.

Von nun an solltest du dreimal die Woche laufen. Dabei so langsam laufen, dass du dich bequem mit Mitläufern unterhalten könntest oder kannst. Wenn du völlig aus der Puste gerätst, läufst du falsch. Wenn dich die Lust packt, noch länger zu laufen, und das ist oft der Fall, spricht nichts dagegen. Musst du jedoch mal zwangsweise eine längere Pause einlegen, gilt die Regel: Wieder in kleinen Schritten von vorn mit dem Lauftraining beginnen. Dranbleiben lohnt sich also.

Warum du nicht aus der Puste geraten darfst

Die meisten Anfänger machen den Fehler, dass sie zu heftig trainieren. Wenn du dir vor lauter Euphorie die Lunge aus dem Leib rennst und am Ende erschöpft zusammenbrichst, erreichst du genau das Gegenteil von dem, was du erreichen möchtest: Herz, Kreislauf und Muskeln werden nicht ausreichend mit Sauerstoff versorgt und der Körper gerät in eine Art Notlage. Das sind die Alarmsignale: Die Atmung ist schnell und oberflächlich. Das Herz schlägt heftigst, der Puls hämmert. Der Sauerstoff gelangt nicht zu den Zellen, sie werden nicht ausreichend mit Energie versorgt. Sie geraten unter Stress, können ihre Aufgaben nicht mehr wahrnehmen und werden von den so genannten Freien Radikalen bombardiert, das sind aggressive Moleküle, die unter anderem für eine vorzeitige Hautalterung sorgen. Diesen negativen Effekt vermeidest du, indem du leicht und locker läufst, möglichst ohne Anstrengung. Dann tankt dein Körper richtig Sauerstoff. Profis kontrollieren ihr Lauftraining noch, in dem sie ab und an den Puls messen. Für Bequeme gibt es im Sportgeschäft ein Herzfrequenz-Messgerät.

DAS RICHTGE OUTFIT

Laufschuhe

> *Im guten Fachgeschäft einkaufen, keine Kompromisse eingehen.*

> *Nicht das Design ist wichtig, sondern die Passform.*

> *Der Schuh muss weiches Obermaterial haben, sodass jegliche Reibung am Fuß vermieden wird.*

> *Die Sohle sollte aus zwei Schichten bestehen, mit keilförmiger, federnder Zwischensohle, das wirkt dämpfend.*

> *Zur Entlastung der Achillessehne sollte die Ferse etwa eineinhalb Zentimeter höher sein als die Sohle.*

> *Der Absatz muss eine breite Auflage bieten, die Fersenkappe muss stabil sein.*

> *Da der Fuß etwas anschwillt, sollte zwischen Schuhspitze und großem Zeh eine Daumenbreite Platz sein. Schuhe also eine Nummer größer kaufen als normal.*

Sportkleidung

> *Nach dem Zwiebelschalenprinzip anziehen, damit du bei Bedarf immer etwas zum Anziehen und zum Ausziehen hast.*

> *Gute Synthetik-Sportklamotten sind atmungsaktiv und lassen die Feuchtigkeit schnell verdampfen. Baumwolle hingegen saugt Feuchtigkeit auf und speichert sie – die Folge: Die Kleidung wird schnell nass, du frierst und du kannst dich erkälten.*

> *Wenn du einen größeren Busen hast oder bekommst, brauchst du einen Sport-BH, damit die Brustbänder nicht gezerrt werden.*

WEG MIT DEM SPECK – ABER WIE?

Auch wer durch Sport schlanker werden will, sollte zwei- bis dreimal die Woche eine halbe bis eine dreiviertel Stunde richtig lospowern. Beim Sport wird zusätzlich Energie verbraucht. Dabei kommt es weniger darauf an, wie viele Kalorien der Körper während des Sports verbrennt, sondern vielmehr darauf, aus welchen Speichern er diese Energie holt. Zu Beginn stammt sie meist aus den Kohlenhydratspeichern. Dann schaltet der Körper allmählich die Fettverbrennung dazu. Jetzt geht es den Speckröllchen an die Wäsche – der Organismus verheizt seine eigenen Fettreserven. Wer viele Muskeln hat und sie regelmäßig trainiert, nimmt entweder ab oder kann mehr essen als sonst. Sportliche Menschen ernähren sich meist unbewusst ohnehin richtig. Wahrscheinlich, weil sich ihr Körpergefühl verbessert und sie instinktiv spüren, was ihnen gut tut.

Muskeln bestehen aus Tausenden von winzigen Fasern. Von allen Muskelfasern werden immer nur so viele aktiviert, wie zur Bewältigung einer Aufgabe oder Überwindung eines Widerstands benötigt werden. Die anderen bleiben untrainiert. Dauert die Belastung durch bestimmte Sportübungen an, ermüden die ersten Fasern und müssen sich erholen, andere, die bisher »faul« waren, übernehmen ihre Arbeit. Schließlich werden auch diese müde und wieder andere müssen arbeiten. Dieser Kreislauf geht weiter, bis die ersten Fasern wieder an der Reihe sind. Beim Muskelauf- und Fettabbau kommt es darauf an, dass alle Fasern beteiligt werden. Soll der Muskel weiter wachsen, muss der Widerstand erhöht werden. Dann läuft die Aktivierung schneller ab. Die aktiven Muskeln kommen nicht mehr dazu, sich zu erholen, der Muskel muss seine Reserven heranziehen. Deshalb sollten Sportübungen – Gymnastik oder Bodybuilding – auch möglichst vielseitig sein. Wer sich darüber keine Gedanken machen möchte, entscheidet sich am besten für eine Sportart, bei der möglichst viele Muskeln auf einfache Weise trainiert werden – etwa Schwimmen.

Wichtig ist es, dass du deine Muskulatur nicht zu einseitig und übermäßig trainierst.

KEIN ERFOLG IN SICHT TROTZ TRAINING?

Du rennst, radelst, schwimmst und schwitzt dich halb um den Verstand, nur deine Waage will es nicht zur Kenntnis nehmen? Du fühlst dich auch nicht so wohl, wie du es nach deinem Training eigentlich müsstest?

Daran kann es liegen

> Du machst die falschen Sachen – etwa Tai-Chi, Qigong, Yoga oder Ähnliches. Diese »Asian Exercises« sind zwar prima für die Entspannung, aber für die Muskelpower bringen sie nichts. Mindestens einmal in der Woche muss zusätzlich ein schweißtreibender Tag her.

> Je fitter du wirst, desto mehr isst du: Dein Körper ist an die plötzliche Aktivität noch nicht richtig gewöhnt. Nach dem Sport reagierst du mit Heißhungerattacken, weil der Blutzuckerspiegel steil abfällt. Steigere dein Training langsam, iss vor dem Training eine Kleinigkeit – einen Joghurt, ein Stück Obst. Nach dem Sport ebenfalls etwas Vitamin- und Mineralstoffreiches essen – auf keinen Fall etwas Süßes, denn die verbrauchte Energie, die das zurückbringt, landet eher auf deinen Rippen.

> Du trinkst zu wenig. Die Flüssigkeitszufuhr hat einen enormen Einfluss auf deine Trainingskapazität. Sportler, die zu wenig trinken, können bis zu ein Viertel schlechtere Leistung erbringen. Trink mindestens 2 bis 3 Liter täglich – am besten Apfelsaftschorle. Energydrinks brauchst du nicht, sie sind für deine Belange überflüssig.

> Du trainierst zu wenig. Ist dein Körper untertrainiert, baut er zu wenig Muskulatur auf und zu wenig Fett ab. Steigere deine Trainingseinheiten noch ein wenig und lote deine Grenzen aus.

TALK ABOUT

6. BEAUTY FOOD

6. BEAUTY FOOD

> Schöner mit richtigem Essen

EINE GUTE FIGUR – sprich: schlank sein – ist in den letzten Jahren mehr und mehr in den Mittelpunkt unseres Interesses gerückt. Da werden am laufenden Band neue bis irre Konzepte vermarktet, wie wir unseren Pfundsfeinden zu Leibe rücken können. Viele nehmen die Kampf gegen ihre Figur auf und ... verlieren ihn. Weil er einfach ihrem Wesen und ihrem Körper widerspricht. Weil das Schlankheitsideal schon lange nichts mehr mit der Realität zu tun hat. Weil außerdem die meisten von uns gar nicht zum Schlanksein geboren sind. Über einen Kamm scheren lassen wir uns ohnehin nicht. Jede hat ihr ganz persönliches Normalgewicht, bei dem sie sich wohl fühlt. Und das ist bei der einen mehr, bei der anderen weniger.

Wer sich beim Essen kasteit, riskiert, dass er zunimmt. Deshalb: Glaub nicht alles, was dir über Diäten und Co erzählt wird. Neue wissenschaftliche Erkenntnisse belegen immer häufiger, was unser Bauch schon längst »wusste«, dass es nämlich so nicht funktionieren kann.

Abermillionen Abspeckwillige wurden jahrelang in die Wüste geschickt und kamen moppeliger als vorher wieder raus. Hungern und Fett reduzieren hilft überhaupt nichts. Was wirklich zählt, wenn wir abnehmen wollen (meistens wollen wir nur, müssen aber gar nicht), ist das Verhältnis von dem, was wir gegessen haben, und dem, was wir verbrauchen. Abnehmen kann folglich nur, wer mehr verbraucht, als er isst. Wer abnehmen will, ohne sich Zeit zu lassen und fleißig zu trainieren, bildet am Ende schlabberndes Gewebe anstatt knackiger Muskelmasse aus.

Da hilft einzig und allein ein bewegtes Leben. Deshalb: Iss, was dir schmeckt, und beweg deinen Hintern!

IDEALGEWICHT – GIBT ES DAS?

Dass diese Mär vom Idealgewicht überhaupt geboren wurde, ist auf einen Rechenfehler amerikanischer Versicherungsgesellschaften zurückzuführen. Mit anderen Worten: Vergiss das Idealgewicht. Heute gilt der »Body-Mass-Index« als Richtlinie. Ganz unumstritten ist aber auch der nicht. Einer der Nachteile: Schwere Knochen und viel Muskulatur treiben den Wert in die Höhe, ohne dass wirklich Übergewicht vorliegt.

Um den BMI zu errechnen, dividierst du dein Gewicht in Kilo durch die Körpergröße in Metern zum Quadrat.

Beispiel: Du bist 1,60 m groß und hast 60 Kilo.

$$60 : 1{,}6^2 = 23{,}44$$

Bewertung des Body-Mass-Index

	Frauen	Männer
UNTERGEWICHT	< 20	< 22
IDEALGEWICHT	20–21	22–24
NORMALGEWICHT	21–24	24–25
ÜBERGEWICHT	> 24	> 25

SOLL ICH AUF LIGHT-PRODUKTE UMSCHWENKEN?

Besser nicht. Sie machen nämlich letztlich nicht dünn, sondern dick. Einfach, weil sich unser Körper nicht austricksen lässt. Extremes Fetteinsparen fördert Übergewicht, weil die Hungergefühle dann meist durch reichlich Kohlenhydrate instinktiv ausgeglichen werden. Wenn du abnehmen willst, musst du deinen Fettkonsum reduzieren, aber auch weniger Kohlenhydrate essen und dich mehr bewegen.

WIE KRIEGE ICH EINEN TRAUMBODY?

Kommt nur kohlenhydratreiches, fettarmes Essen auf den Tisch, hast du mit dem Traumbody wahrscheinlich bald keine Probleme mehr. Ziel ist eine ausgewogene Mischkost: Ganz oben auf dem Speisenplan sollten Obst, Gemüse und Salat stehen. Ein Forscherteam der Universität Trier fand heraus, dass kohlenhydratreiche Kost – also Nudeln, Kartoffeln, Obst und Gemüse – ein ganz natürliches Entspannungs- und Antistressmittel ist. Sie hat das gleiche Geheimnis wie Laufen: In ihr sind Vitalstoffe enthalten, die körpereigene Stimmungsmacher freisetzen. Bei zu fettem Essen vermindert aber ein Darmhormon die Ausschüttung dieser positiv wirkenden Substanzen. Laufen, Joggen oder Walking heißen übrigens die echten Zaubermittel für deinen Traumbody.

LEBEN VEGETARIER LÄNGER?

Das ist bis jetzt umstritten. Fest steht, dass der Vegetarismus eher eine politische Einstellung ist. Denn von Natur aus ist der Mensch ein Allesfresser und braucht eine gemischte Kost. Die Experten sind sich deshalb auch einig, dass diese extreme Kostform der Gesundheit eher schadet. Der guten Laune allemal. Wenn du dich vegetarisch ernährst, musst du auf eine ausreichende Vitaminversorgung achten. Häufig bekommen Vegetarier zu wenig Vitamin A, das nur in tierischem Eiweiß enthalten ist. Es regt die Zellteilung an und stimuliert das Immunsystem. Vegetarierinnen bringen häufiger Babys zur Welt, denen es an Vitamin D, B_{12} und Kalzium fehlt.

SCHLANKER DURCH FASTEN?

Nein, Fasten hilft nicht beim Abnehmen. Es gibt aber immer wieder einige Verwirrte, die bis zum Umfallen fasten um dünner zu werden. Doch das Gewicht (meist nur Flüssigkeit), das du verlierst, ist schwuppdiwupp wieder auf den Rippen drauf. Und dieses Auf und Ab mag unser Körper gar nicht. Dafür soll Fasten aber Körper und Seele reinigen und den Kopf frei machen. Bei längerem Fasten kommt es zu Stoffwechselschäden, bei denen Muskelsubstanz abgebaut wird. Je mehr Muskeln du aber hast, um so besser geformt bist du. Je mehr aktive Muskelmasse, umso besser geformt ...

MACHEN DIÄTEN DICK?

Ja, eindeutig. Der Jo-Jo-Effekt treibt das Gewicht immer mehr in die Höhe. Das hilft gar nichts – keine noch so interessante Diät, keine noch so angesagte Kost – weder Hawaii-Diät noch Trennkost. »Appetitliche Mischkost« in kleinen Portionen gepaart mit Bewegung, Bewegung, Bewegung ... das bringt's und macht Laune. Essen um abzunehmen heißt die Parole.

SPECK WEG MIT PILLEN?

Wundermittel gegen zu viele Pölsterchen haben Hochkonjunktur. Da wird uns das Blaue vom Himmel versprochen. Das Prinzip Hoffnung ist dabei der größte Verkaufsschlager. Mehrere Hundert Millionen Euro kann man den Leuten damit jährlich aus der Tasche ziehen. Und das »just for nothing«. Denn die Mittel und Wege sind meist witz- und nutzlos (oft sogar riskant), weswegen auch immer wieder neue Wunschversprechungen auf den Markt kommen.

Auch richtiggehende Medikamente gegen das Körperfett wurden kürzlich in den Handel entlassen, z. B. Xenical: Der Wirkstoff Orlistat blockiert im Darm das Fett abbauende Enzym Lipase, das Fettmoleküle in gut verdauliche Bruchstücke zerkleinert. So kann rund ein Drittel des gegessenen Fetts nicht aufgespaltet werden und landet unverdaut in der Toilette. Ist verschreibungspflichtig, nützt nur in extremen Fällen und auch nur, wenn man gleichzeitig seine Ernährung umstellt. Setzt man die Pille weder ab, klettert auch der Zeiger der Waage wieder. Die Pille stimuliert den Jo-Jo-Effekt. Die Fettzellen lassen sich nämlich nicht auflösen.

GIBT ES SCHÖNHEITSPILLEN?

Alle träumen davon, einfach nur eine Pille »einzuwerfen« und – schwupps – schon sind sie schön und schlank, die Haare fallen wie ein Wasserfall auf die Schultern und die Haut ist rein wie Alabaster. Wie viele daran glauben, dass das funktioniert, zeigen die mit Pillchen aller Art voll bepackten Regale in Drogeriemarkt oder Apotheke. Aber braucht sie überhaupt jemand ? Und halten sie, was sie versprechen?

Wenn du dich einigermaßen ausgewogen ernährst, brauchst du im Prinzip – von einigen Ausnahmen abgesehen – keine zusätzliche Portion Mineralien, Spurenelemente oder Vitamine. Stress, unregelmäßige Mahlzeiten, Fast Food, Krankheiten, die Einnahme der Pille, Rauchen und vor allem einseitige Diäten können gelegentlich zu einem Minus führen, sodass ein Ausgleich sinnvoll werden kann. Besser ist es jedoch, dies wirklich über die Ernährung aufzufangen, denn in Obst und Gemüse sind die gesunden Stoffe in einer Kombination und Vielfalt vorhanden, die im Labor gar nicht nachgebastelt werden kann. Ob die Präparate eine Auswirkung auf die Schönheit haben, ist letztlich auch noch nicht erwiesen. Was als Arzneimittel in der Apotheke verkauft wird, hat eine höhere Dosierung. Was du in der Drogerie findest, gehört zu den Nahrungsergänzungsmitteln. Letztere sind niedriger dosiert – eben weil sie juristisch gesehen zu den Lebensmitteln gehören.

Wenn du also etwas für Haut, Haare und feste Nägel tun möchtest, solltest du von solchen Präparaten nicht zu viel erwarten. Eine Pille kann deine gesunde Ernährung nicht ersetzen. Denn unser Körper ist auf die Vitalstoffe aus der Natur angewiesen. So ist nachgewiesen, dass natürliche Vitamine zusammen mit den anderen Inhaltsstoffen aus Obst und Gemüse – etwa sekundären Pflanzenstoffen – eine wesentlich bessere Wirkung haben. Langfristig gesehen wäre es sicher besser, Obst und Gemüse würden wieder auf traditionelle Weise produziert, damit ihnen nicht im »Lebensmittel produzierenden Prozess« alle wichtige Stoffe abhanden kommen.

ESSEN UND HAUT
STARKE BEAUTY-HELFER

Natürliche Power für die Haut von innen liefert Molke. Sie enthält wenig Kalorien, dafür aber viel Vitamine, Mineralien und Eiweiß. Sie regt Leber und Darm zum Entgiften an.

Das kannst du tun, um den Aufbau hautfreundlicher Hormone anzuregen:

> *Blaubeeren, Stachelbeeren, Schwarze Johannisbeeren, Leinsamen, Orangen oder Kichererbsen essen – sie haben einen hohen Anteil an Phytoöstrogenen.*

> *Spinat, Karotten, Süßkartoffeln und Grünkohl enthalten Beta-Karotin, die Vorstufe von Vitamin A – einem ganz besonderen Hautfreund.*

> *Das Stress-Hormon Kortisol greift den Kitt an, der die Zellen verbindet. Lösung: Vor Mitternacht schlafen baut die Stresshormone ab. Außerdem sind zu dieser Zeit die Wachstumshormone am aktivsten, sie reparieren in der Zeit um Mitternacht die Hautzellen.*

Bereite dir einen Obstsalat aus Ananas, Papaya, Mango und Kiwi zu. Diese Früchte sind reich an Enzymen, die die Erneuerung von Kollagen anregen und damit das Gewebe straffen. Auch prima für die Haut sind Gurken, sie enthalten viel Feuchtigkeit, viele Elektrolyte (gut beim Sport!), viel Kalium, Magnesium und Beta-Carotin, aber kaum Kalorien.

Absolutes Muss für schöne Haut: mindestens 2 Liter Flüssigkeit am Tag. Am besten Leitungswasser (kann man bei uns in aller Regel gut trinken!), ungesüßte Kräuter- und Früchtetees oder grüner Tee.

Kleine (vertretbare) Entschlackungskuren

Diese kleinen Entschlackungskuren sind nicht zum Abnehmen gedacht, aber du kannst damit dein positives Körpergefühl durchaus kurzfristig einmal unterstützen. Wenn du abnehmen willst, musst du deine Ernährung umstellen und dich – wie gesagt – vor allem mehr bewegen.

> MIT KARTOFFELN

Die Erdknollen fördern die Verdauung, machen schön satt, liefern vor allem Vitamin A, B und C sowie Folsäure. Durch ihren Kalziumgehalt entwässern sie.

Iss 2 Tage lang nur gekochte Kartoffeln – davon allerdings so viel, wie du magst. Würz sie mit ein wenig Olivenöl, reichlich Kräutern und Pfeffer, trink mindestens 2 Liter Mineralwasser am Tag.

> MIT ÄPFELN

Der Pektingehalt in der Schale reguliert deinen Blutfettspiegel, der Apfel liefert Vitamin A, B, C und K und stärkt damit dein Immunsystem, er entschlackt durch seinen Kaliumgehalt.

Iss 2 Tage lang nur Äpfel – etwa 2 Kilo pro Tag. Gut kauen, reichlich Kräutertee oder Mineralwasser trinken.

> MIT NATURREIS

In braunem ungeschälten Reis sind Kalium und Natrium enthalten, die sorgen fürs Entwässern, die Ballaststoffe in den Schalen kurbeln die Verdauung an.

Iss einen Tag lang etwa 280 Gramm Naturreis in fünf Portionen, würz den Reis kräftig mit frischen Kräutern. Dazu trinkst du etwa 2 bis 3 Liter Wasser oder Kräutertee über den Tag verteilt.

TALK ABOUT

7. FEEL FRESH

MEIN DUFT – MEIN MARKENZEICHEN

JEDER MENSCH HAT VON NATUR AUS seine eigene Duftkombination, die vom anderen Geschlecht als sexy erschnuppert wird. Sie lässt sich mit Wohlgerüchen sanft unterstreichen. Düfte sind unsichtbare Verführer, die sich durch unsere Nase ins Innere schleichen und uns zum Träumen verführen. Schließen wir die Augen, erstehen vor unserem inneren Auge Erinnerungen, Stimmungen, Wünsche oder Träume. Gerüche schleichen sich in unser Unterbewusstsein und erwecken dort Stimmungen zum Leben.

Für die alten Ägypter waren die kostbaren Düfte zunächst noch Opfergaben an die Götter, dann erkannte man ihren Nutzen für Körper und Seele. So gewannen die Ägypter umfangreiches Wissen über die Herstellung von Parfüms und Ölen. Duftstoffe fanden aber auch breiten medizinischen Einsatz. Viele Wirkungen der Duftstoffe konnten inzwischen entschlüsselt werden. Wir entdecken erst allmählich wieder, dass sich Düfte für die Gesundheit einsetzen lassen – zum Beispiel, dass Kamillenöl antiseptisch wirkt, Lavendelöl beruhigt und Rosmarinöl anregt.

Meist stammen die Düfte aus Kräutern, Pflanzen und Blüten oder aus Tierdrüsen. Als Hauptwirkstoffe wurden die ätherischen Öle erkannt. Generell bringen ätherische Öle aus Kräutern und Pflanzen den Stoffwechsel in Schwung und öffnen die Sinne. Wissenschaftlich gesehen hört sich das dann so an: Duftsignale werden auf 3 bis 4 Quadratzentimetern Nasenschleimhaut eingefangen und in einem Bruchteil von Sekunden über 15 Milliarden Nervenleitungen ins limbische System gejagt. Das ist der Teil unseres Gehirns, der unsere Gefühle steuert. Hier wird spontan über Sympathie und Antipathie, über Abscheu und Lust entschieden. Vor allem unsere Partner wählen wir mehr mit der Nase als mit dem Verstand, glaubt die Wissenschaft. Wahrscheinlich wirst du das auch feststellen: An manche Menschen haben wir noch jahrelang Erinnerungen in der Nase. Sobald ein bestimmter Duft sie berührt, tauchen sie auf und versetzen uns in gute oder schlechte Stimmung.

SCHÖNE DÜFTE MACHEN SEXY

Seit Jahrtausenden ist dieser Effekt bekannt – wenn auch wahrscheinlich eher unbewusst –, den sich Kleopatra zunutze machte: Wenn die schöne ägyptische Königin ihren Liebsten erwartete, ließ sie die Segel ihrer Barke parfümieren. Während der Nilfahrt, zu der sie den Geliebten einlud, wehte ihm der schwüle Fahrtwind um die Nase und er erlag der schönen Herrscherin ganz und gar. Kleopatra konnte nun nicht nur ihre Liebeslüste befriedigen, sondern mit der Hilfe des Geliebten auch durchtriebene politische Ränke schmieden.

Kleopatra verwandelte ihre Gemächer in ein Duftparadies, wenn sie ihre Geliebten erwartete. Sie bevorzugte Rosen- und Jasminblüten und ließ diese zentimeterdick auf Böden und Betten verstreuen. Auch die Luft stattete sie verschwenderisch mit Düften eines Weihrauchgemischs aus, um eine schöne Stimmung für Liebesstunden zu schaffen. Als Zusatz zum Weihrauch nahm sie Sandelholz, Iriswurzel, Patschuli, Myrre, Nelke, Bergamotte, Kreuzkümmel, Lavendel, Majoran und Rosmarin. Du kannst das ruhig auch einmal ausprobieren. Natürlich gibt es noch eine Vielzahl anderer Düfte, die sich hierfür eignen. Folg einfach deiner Nase.

Einigen Blütendüften werden extreme Anziehungskräfte nachgesagt, Jasmin gilt als besonders verführerisch, weil es an den menschlichen Sexualduft erinnert. Ylang-Ylang betört, die Lilie erotisiert, Rosen lassen schmachten, heißt es. Die Tuberose verströmt einen Duft, der dem weiblichen Geschlechtsduft ähnlich sein soll. Neben Zibet, Bibergeil und Ambra gilt Moschus als das Mittel schlechthin, das Wohligkeit und Wollust mit einem sinnlichen Nasenkitzel verbindet. Moschus, Ambra und Sandelholz wollen Forscher auch in unseren menschlichen »Sexuallockstoffen« entdeckt haben.

Genau wie jeder Mensch einen genetischen Code hat, so verfügt jeder von uns über eine einzigartige Geruchswahrnehmung. Zwei Leute, die denselben Duft wahrnehmen, werden ihn unterschiedlich riechen. Umgekehrt entfaltet sich auch jeder Duft bei jedem Menschen anders. Es macht also wenig Sinn, einen entschwundenen

Liebsten mit dem Parfüm der Nebenbuhlerin zurückgewinnen zu wollen. Übrigens: Wenn sich eine Liebe verflüchtigt, bleibt uns immer noch ihr Duft in der Nase. Wenn wir ihn riechen, werden die vergangenen Gefühle wieder wach – zumindest nasenmäßig. Unser Riechorgan ist damit gewissermaßen ein »Tempel cer Erinnerung«.

GANZKÖRPERVERLOCKUNG

Aber die ätherischen Öle wirken nicht nur über die Nase: Sie dringen auch über die Haut in den Körper ein, gelangen in die Blutbahn und entfalten dort ihre vielfältigen Wirkungen. Beim Einmassieren eines Öls werden zudem die Haut erwärmt, die Muskeln entspannt und der Kreislauf angeregt. Ätherische Öle sind ebenfalls ein ganz beliebter Badezusatz, den man nach Stimmung, Lust und Laune auswählen und mit anderen mischen kann. So entstehen ganz individuelle Mixturen für alle Lebens- und Liebeslagen.

Blütenessenzen und Duftöle

Duftöle sind hoch konzentrierte Substanzen und sollten nicht unverdünnt verwendet werden. Meist mischt man sie mit einem so genannten Basisöl, das die Haut nicht reizt. Die bei Rezepten zum Mischen von Massageölen oder Badezusätzen angegebenen Mengen sollten deshalb nicht überschritten werden. Schwangere sollten die Mengen reduzieren und sich auf alle Fälle vorher erkundigen, ob das jeweilige Öl für die Zeit der Schwangerschaft überhaupt geeignet ist. Eine Reihe von Ölen stimuliert die Gebärmutter und kann vorzeitige Wehen auslösen. Dazu gehören beispielsweise Petersilie (deren Samen in früheren Mixturen gegen unerwünschte Schwangerschaften zu finden waren), Sellerie, Estragon oder Anis.

Die für deinen Gebrauch geeignetsten Öle sind

> MANDELÖL: Das leichte und milde Öl wird durch die kalte Pressung von süßen Mandeln gewonnen. Es eignet sich ideal als Basisöl zur

Massage und für jeden Hauttyp. Mandelöl ist vergleichsweise günstig im Preis.

> **BERGAMOTTEÖL:** Das Öl der zitronenähnlichen Pflanze kommt zum Teil aus Marokko, sein Duft ist süß und exotisch, es hebt die Stimmung und beruhigt die Haut.

> **GERANIENÖL:** Das Öl entsteht bei der Wasserdestillation. Es belebt und muntert auf, macht trockene Haut zart.

> **JASMINÖL:** Kommt aus Ägypten, dem Iran, dem Libanon und Marokko. Es hat eine intensive rubinrote Farbe und einen warmen, blumigen Duft. Es beruhigt die Nerven.

> **ZITRONENÖL:** Das Öl wird aus der Schale herausgepresst und hat einen scharfen erfrischenden Duft. Die Zitrone hat vielfältige Wirkungen und ihr Öl gehört zu den wichtigsten ätherischen Ölen. Es wirkt antiseptisch und ist gut für Haut und Haare.

> **MYRRENÖL:** Myrre hat einen ganz typischen Duft, der auch der älteste ist, der jemals erwähnt wurde. Die Ägypter verwendeten ihn zum Einbalsamieren ihrer Toten. Myrre ist ein wunderbares Öl für die Hautpflege, es hilft bei der Wundheilung – zum Beispiel bei entzündetem Zahnfleisch. Myrre, Neroli, Weihrauch, Rosengeranium und Lavendel sollen einen verjüngenden Effekt auf die Haut haben.

> **NEROLIÖL:** Dieses kostbare Öl wird bei der Wasserdestillation aus den Blüten des Bitterorangenbaums gewonnen, es hat eine blassgelbe Farbe und ein starkes exotisch-blumiges Aroma. Auch das bei der Gewinnung entstehende Orangenblütenwasser kann verwendet werden. Neroliöl hilft bei unreiner Haut und lindert Entzündungen.

> **WEIHRAUCHÖL:** Olibanum – Öl des Libanon – wird aus dem Harz des kleinen Weihrauchbaumes gewonnen. Es hat ein pfefferartiges Aroma und wirkt entzündungshemmend, stillt Blutungen und fördert die geistige Versenkung.

> **ORANGENÖL:** Das frisch duftende Öl wird durch Auspressen aus der Schale gewonnen. Es ist nicht lange haltbar, da es rasch oxidiert. Orangenöl stärkt und regt das Nervensystem an, es beruhigt die Haut, durchblutet die Muskeln besser und wirkt lindernd bei Entzündungen.

> PATSCHULI: Das Öl, das ursprünglich aus dem fernen Osten stammt, ist dunkelrubinrot und verbreitet einen schweren Duft. Es wirkt pilztötend und antiseptisch.

> PFEFFERMINZÖL: Die Pfefferminze ist eine der wichtigsten Pflanzen und Gewürze des Orients. Ihr blassgelbes Öl riecht stark und frisch. Es belebt und kühlt die Haut, vertreibt Schlaflosigkeit und lindert Kopfweh.

> ROSMARINÖL: Bei der Wasserdampfdestillation entsteht ein frisches, aromatisches Öl, das eine Reihe von positiven Wirkungen hat. Es wirkt straffend auf die Haut, verbessert die Blutzirkulation und lindert Hautirritationen. Rosmarinöl wirkt anregend und hebt die Stimmung.

> SALBEIÖL: Das Öl hat ein typisches, intensives Kräuteraroma, es hilft gegen alle Erkältungsbeschwerden, reinigt das Blut, macht die Nerven munter und beruhigt die Haut.

> SANDELHOLZÖL: Das dickflüssige Öl des indischen Baumes hat einen feinen beruhigenden Duft, es entschlackt das Gewebe und hilft bei Hautproblemen.

> THYMIANÖL: Die Pflanze ist eine der ältesten Heilpflanzen und Würzkräuter. Das Öl hat einen würzigen Kräuterduft, es wirkt allgemein anregend, antiseptisch, hilft bei Erschöpfung, regt den Kreislauf an, lindert Haarausfall und Hautprobleme.

> YLANG-YLANG: Der Baum stammt ursprünglich aus dem Fernen Osten, das Öl hat einen warmen exotischen Duft, es reguliert den Blutdruck, stimuliert die sexuelle Lust, macht die Haut widerstandsfähiger und ist nützlich bei der Haarpflege.

DIE ROSE – SCHUTZGÖTTIN DER SCHÖNHEIT

Die Rose nimmt unter allen Grundstoffen für Blütenessenzen und Duftöle eine Sonderstellung ein. Sie gilt als Geschenk des Himmels an die Schönheit. Mal wieder Kleopatra: Sie soll auf Rosenblättern geschlafen und ihre Kammer üppig mit Rosenblättern ausgestattet haben, wenn sie ihre Geliebten erwartete. In Ägypten war die schöne Blume der Göttin Isis geweiht, der Schutzgöttin von Liebe und Schicksal. Die Kreuzritter brachten die Damaszenerrose mit ihrem schweren und üppigen Duft in unsere Gefilde. Aus ihr wurde das bekannteste Rosenöl des Orients gewonnen. Scheherazade erzählt in ihren Tausendundeine-Nacht-Geschichten von der Rose, die vor allem bei Liebenden starke Gefühle hervorruft. Sie ist das Symbol für Liebe, Lebenslust, Schönheit, Anmut, aber auch für Wehrhaftigkeit.

Gutes Rosenöl oder Rosenwasser ist nicht ganz billig, denn es werden sehr viele Pflanzen gebraucht, damit ein paar Tropfen Öl zustande kommen. Für einen Milliliter Öl muss man mit Preisen zwischen 15 und 30 Euro rechnen. Echtes Rosenöl gibt es meist in der Apotheke, im Reformhaus, in Naturkosmetik- und Bioläden. In vielen Städten gibt es auch kleine Fachläden für Aromaöle. Der Aufdruck »naturrein« bedeutet, dass es sich um unverfälschtes Öl handelt. Auf dem Etikett sollte auch stehen, aus welcher Rosensorte das Öl gewonnen wurde – zum Beispiel aus Damaszenerrosen – und woher es stammt (zum Beispiel aus Bulgarien, Türkei, Marokko).

Auch Rosenwasser ist nicht billig. Es entsteht bei der Wasserdampfdestillation von Rosenöl und enthält noch Spuren von hochwertigem Rosenöl. Reines damaszenisches Rosenwasser erhält man in Apotheke, Reformhaus oder auch im Versandhandel. Da es meist ohne Konservierungsstoffe hergestellt wird, hält es sich nur rund ein halbes Jahr. Du kannst dich nach dem Baden oder Duschen damit einreiben. Es wirkt kühlend und entzündungshemmend. In der Kosmetik dient es als Reinigungswasser und zur Gesichtserfrischung. Da es keinen Alkohol enthält, ist es auch für empfindliche Haut geeignet. Du kannst es aber auch in einen Wasserzerstäuber füllen oder ein paar Spritzer auf die frische Bettwäsche oder ins Badewasser geben.

Beruhigend und entspannend wirken Kompressen mit Rosenwasser – etwa für die Augen: Pads mit Rosenwasser beträufeln und für eine Weile auf die Augenlider legen. Hilft bei Entzündungen, Überanstrengungen oder bei Liebeskummer (wenn die Augen geschwollen sind vom Weinen um eine entschwundene Liebe …). Auch eine Gesichtskompresse mit

Rosenwasser wirkt entspannend für die Nerven und belebt empfindliche Haut.

In der Kosmetik ist Rosenöl außerordentlich beliebt. Zum einen ist es sehr verträglich (trotzdem sollte immer verdünnt werden), zum anderen pflegt es die Haut und ist entzündungshemmend. Man sagt sogar, dass es die Haut verjüngt. Nicht zu verwechseln mit dem Rosenöl ist das Öl der Wildrose, die wir von duftenden Hecken kennen. Es wird aus deren vitaminreicher Hagebutte gewonnen und ist geruchlos. Durch seinen hohen Anteil an mehrfach ungesättigten Fettsäuren gilt es als eines der besten Öle für die Hautpflege. Es macht die Haut samtig weich und regt die Zellerneuerung an.

Rosige Pflege für raue Füße

10 ML WEIZENKEIMÖL

10 ML JOJOBAÖL,

3 TROPFEN ROSENÖL

2 TROPFEN MYRRE,

1 TROPFEN OLIBANUM (WEIHRAUCH)

Alle Zutaten gut miteinander vermischen und in sanften, kreisenden Bewegungen in den Fuß einmassieren. Das macht die Haut glatt und belebt die Füße gleichzeitig.

Rosenmassage-Öl

50 ML MANDELÖL

50 ML JOJOBAÖL

8 – 10 TROPFEN ROSENÖL

Alle Zutaten gut miteinander verschütteln. Den ganzen Körper damit sanft einölen, bei den Füßen beginnen.

Secret Service: Dein ganz persönliches Rosenparfum

10 ML PARFUMALKOHOL

5 TROPFEN ROSENABSOLUE

2 TROPFEN TUBEROSENABSOLUE

1 OSMANTHUSÖL

2 TROPFEN ORANGE SÜSS

5 TROPFEN SANDELHOLZ

Alle Zutaten in eine dunkle Glasflasche füllen und gut verschütteln. Vier Wochen stehen lassen, Parfums müssen reifen, ab und zu durchschütteln.

Liebeskissen aus Tausendundeiner Nacht

Du kannst dein Zimmer zumindest für deine Nase in ein Blütenmeer verwandeln. Gib eine Mischung aus Rosenwasser, Lavendel-, Nelken- und Zimtöl sowie etwas Sandelholz oder eine andere Mischung ins letzte Spülwasser, wenn deine Mutter deine Bettwäsche wäscht, oder besprüh sie mit Hilfe eines Zerstäubers einfach ganz fein damit. Kein Öl »solo« verwenden – das gibt Flecken. Zusätzlich kannst du dir Kissen zulegen, die die Sinne noch mehr verwöhnen: Liebeskissen! Du brauchst dazu ein paar Stückchen Stoff, der nicht zu fest ist, denn sonst dringen die schönen Düfte nicht durch ihn hindurch. Dann nimmst du getrocknete Kräuter und Blüten sowie deine ätherischen Lieblingsöle. Näh dir aus dem Stoff kleine Kissen (du kannst natürlich auch fertige Kissen nehmen) und füll sie mit der Blüten-Duftmischung. Du kannst auch Wattebällchen hineingeben, die mit dem Duftöl getränkt sind, das du am meisten magst.

Besonders betörend sind Rosenkissen mit getrockneten Rosenblüten und Wattebällchen, die mit Rosenöl parfümiert sind. Dazu passen

ISBN 3-8000-1561-7

Umschlaggestaltung: FineLine, 1040 Wien, unter Verwendung eines Fotos von PIX

Druck: Druckerei Theiss GmbH, A-9431 St. Stefan i. L.
7 6 5 4 3 2 1

Ueberreuter im Internet: www.ueberreuter.at

noch: Pfefferminzblätter, zerstoßene Gewürznelken, Rosmarin, Patschuli, Moschus und Sandelholz. Zum Drauflegen eignet sich das Kissen natürlich nicht so gut, jedoch sollte es nicht zu weit von der Nase wegliegen, damit es wirken kann.

Gegen schlechten Schlaf hilft ein Schlummerkissen. Hierfür eignen sich als Füllung: Pfefferminze, Melisse, Kamille, Heublumen, Baldrian, Lavendel oder Hopfen. Die Blüten von Lavendel, Melisse und Hopfen sorgen für einen traumhaften Schlaf, wenn sie als Kräuterkissen mit ins Bett genommen werden. Um den Duft die ganze Nacht einzuatmen, leg dir das kleine Kissen ganz dicht neben den Kopf. Durch deine Körperwärme beginnt es seine Aromen zu entfalten.

Wer es lieber bequemer hat, kann sich solche Wonnekissen auch kaufen – zum Beispiel in der Apotheke, in Marken-Drogerien und im Versandhandel. Da gibt es Liebeskissen, Lavendelschlafkissen, Konzentrationskissen, Beruhigungskissen mit Melisse und Hopfen, Schlummerkissen mit Hopfendolden-Füllung, Rosmarinkissen zum Anregen, Eukalyptuskissen gegen Erkältungen, Dinkelkissen gegen Verspannungen und Traumkissen mit Klatschmohn, Rosen- und Orangenblüten, Flieder und Vanille. Und für diejenigen, die auf ayurvedische Medizin schwören, gibt es sogar schon Kräuterkissen, die das jeweilige Temperament unterstützen: Erdige Aromen wie Kalmus, Zimt und Ingwer stabilisieren den Vata-Typ. Saflor, Minze und Sandelholz kühlen den Pitta-Typ. Kampfer, Moschus, Kardamom und Senf regen den Kapha-Typ an.